XIANDAI YIXUE YINGXIANGXUE
ZHENDUAN JINGYAO

现代医学影像学
诊断精要

马飞虹 主 编

中国纺织出版社有限公司

图书在版编目（CIP）数据

现代医学影像学诊断精要 / 马飞虹主编. -- 北京：
中国纺织出版社有限公司, 2022.8
ISBN 978-7-5180-9622-0

Ⅰ.①现…　Ⅱ.①马…　Ⅲ.①影像诊断　Ⅳ.
①R445

中国版本图书馆CIP数据核字（2022）第103704号

责任编辑：樊雅莉　高文雅　责任校对：高　涵　责任印制：王艳丽

中国纺织出版社有限公司出版发行
地址：北京市朝阳区百子湾东里A407号楼　邮政编码：100124
销售电话：010—67004422　传真：010—87155801
http://www.c-textilep.com
中国纺织出版社天猫旗舰店
官方微博 http://weibo.com/2119887771
唐山玺诚印务有限公司印刷　各地新华书店经销
2022年8月第1版第1次印刷
开本：889×1194　1/16　印张：9.25
字数：230千字　定价：78.00元

编 委 会

主　编　马飞虹　邸郅欣　徐春媚　刘　岷　刘瑞华

副主编　张　晶　王　瑶　郭　林　姜庆久
　　　　　贾新蕾　张冬云　李玉泽　周建国

编　委　(按姓氏笔画排序)

马飞虹　佳木斯大学附属第一医院

王　瑶　哈尔滨医科大学附属第二医院

王文闻　哈尔滨医科大学附属第一医院

王秀兰　哈尔滨医科大学附属第二医院

王俊峰　哈尔滨医科大学附属第一医院

孔德姣　哈尔滨医科大学附属第四医院

刘　岷　河南中医药大学第一附属医院

刘跃华　深圳市第二人民医院（深圳大学第一附属医院）

刘瑞华　烟台毓璜顶医院

李玉泽　北部战区总医院

邸郅欣　哈尔滨医科大学附属第二医院

迟　强　中国人民解放军联勤保障部队第九七〇医院

张　晶　哈尔滨医科大学附属第二医院

张冬云　哈尔滨医科大学附属第四医院

陈　琪　哈尔滨医科大学附属第一医院

周建国　连云港市中医院

姜庆久　佳木斯大学附属第一医院

贾新蕾　郑州人民医院

徐春媚　哈尔滨医科大学附属第四医院

郭　林　哈尔滨医科大学附属第二医院

郭宏燕　哈尔滨医科大学附属第一医院

韩　霞　哈尔滨医科大学附属第二医院

温鹏涛　佳木斯大学

霍赛楠　哈尔滨医科大学附属第二医院

前　言

　　随着科学技术的进步，医学影像技术在日常的诊疗活动中发挥着越来越重要的作用，但是由于仪器设备的配置和人员技术水平的差异，造成我国不同医疗机构间影像诊断水平差距较大。为提高影像诊断整体水平，保证影像诊断人员的规范化从业，科学统一的诊疗标准的制订尤为迫切。因此我们邀请了一批专家、教授和年轻的医师编写了本书，以望能提高影像诊断水平、减少漏诊和误诊，同时也望能规范诊疗行为，提高诊断质量，保障医疗安全。

　　本书重点阐述了目前医学影像学常用的各种检查和诊疗技术，包括 X 线、CT、MRI 及核医学临床诊断，系统介绍了各部位的影像学检查方法、影像学征象、常见病变的诊断与鉴别诊断等内容。全书选材新颖，内容简明，图文并茂，易于掌握，查阅方便，可供临床工作及教学参考。

　　在编写过程中，由于作者较多，写作方式和文笔风格不一，再加上时间有限，难免存在疏漏和不足之处，望广大读者予以批评、指正，以便再版时修正。

编　者
2022 年 4 月

目　录

第一篇　X 线临床诊断

第二篇　CT 临床诊断

第三篇　MRI 临床诊断

第四篇　核医学临床诊断

第一篇

X 线临床诊断

第一章

呼吸系统疾病 X 线诊断

第一节　肺部炎症

一、大叶性肺炎

（一）常见临床症状与体征

多发于青壮年，起病急，以突然高热、寒战、胸痛、咳嗽、咳铁锈色痰为临床特征。

（二）X 线表现（图 1-1）

1. 实变期

患侧肺上野分布的大片状致密影，水平裂侧平直，分界锐利，含空气支气管征。

2. 消散期

患侧肺上野散在大小不一和分布不规则的斑片状、条索状阴影。

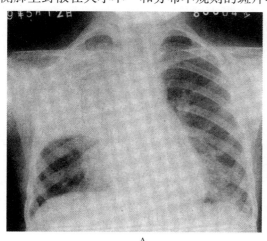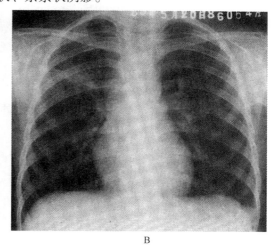

A　　　　　　　　　　　　　B

图 1-1　大叶性肺炎

A. 实变期；B. 吸收消散期

（三）诊断要点

（1）大叶性肺炎多为肺炎链球菌等细菌引起。分三期：充血期、实变期（红色肝样变期、灰色肝样变期）、消散期。咳铁锈色痰为临床特征。

（2）充血期表现为肺纹理增粗，边缘模糊，局部透过性减低；实变期表现为沿肺叶、肺段分布的大片状致密影，叶间裂侧有平直的分界，含空气支气管征；消散期表现为散在大小不一和分布不规则的斑片状、条索状阴影。

（3）白细胞总数及中性粒细胞比例增高。

（四）鉴别诊断

（1）大叶性肺炎实变期需与肺结核干酪样肺炎、肺不张鉴别。

（2）消散期与浸润型肺结核鉴别，应重视临床症状和病史。

（五）比较影像学与临床诊断

大叶性肺炎常有典型临床表现，结合影像学检查即可诊断。CT 检查有利于早期检出和鉴别诊断，显示早期炎性改变，发现空洞。查痰检、血常规、红细胞沉降率。

二、支气管肺炎

（一）常见症状与体征

发热为主要症状，可有咳嗽、呼吸困难、发绀及胸痛。极度衰弱的老年人，因机体反应力低，体温可不升高，白细胞总数也可不增多。

（二）X 线表现（图 1-2）

（1）两下肺纹理增粗、边缘模糊，伴小片状模糊阴影。

（2）患侧下肺内带小叶性肺气肿、肺不张。

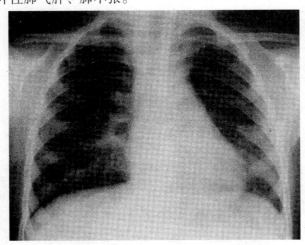

图 1-2　支气管肺炎

（三）诊断要点

（1）多见于婴幼儿、老年人及极度衰弱的患者，或为术后并发症。

（2）肺纹理增强、增粗、模糊。

（3）沿肺纹理分布的斑片状阴影。

（4）小叶性肺气肿，小叶性肺不张。

（5）空洞，肺气囊。

（四）鉴别诊断

细菌、病毒及真菌等均可引起支气管肺炎，病原菌检查多为金黄色葡萄球菌、链球菌。影像学鉴别支气管肺炎的病原性质比较困难。

（五）比较影像学与临床诊断

（1）好发于老年人或婴幼儿，查血常规，痰培养找病原菌。小叶性肺炎有明显的临床症状，结合影像学表现常可诊断。

（2）CT 显示小空洞及细微改变，对迁延或反复发作者，CT 检查可发现是否并发支气管扩张。

三、病毒性肺炎

（一）常见症状与体征

多见于小儿，高热、咳嗽、气急，常有病毒感染病史。

（二）X 线表现（图 1-3）

（1）两肺野中内带多见小结节状、斑片状阴影，边缘模糊，可融合成大片状，心脏增大。

（2）肺纹理增强，肺气肿。

（3）肺门大、模糊。

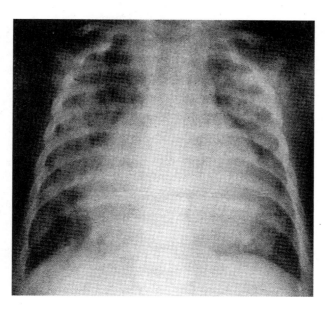

图 1-3　病毒性肺炎

（三）诊断要点

腺病毒、呼吸道合胞病毒、流感病毒、麻疹病毒及巨细胞病毒均为病毒性肺炎常见的致病病毒，在病毒性肺炎中除流感病毒肺炎之外，其余均常见于小儿。

（四）鉴别诊断

需与细菌性肺炎鉴别，腺病毒肺炎表现为大叶阴影与小结节阴影并存，肺纹理增强与肺气肿明显；呼吸道合胞病毒肺炎可表现两中下肺野多发小结节；粟粒型肺结核表现为三均，即分布均匀、密度均匀、大小均匀，肺纹理不能显示。

（五）比较影像学与临床诊断

血常规、痰检；病灶多在 1～2 周吸收。CT 有助于细小病变的检出。

四、肺炎克雷伯菌肺炎

（一）常见症状与体征

发病急，发热、咳嗽、咳痰，为黄绿色脓性痰，量多，黏稠带血或血痰。

（二）X 线表现（图 1-4）

（1）两肺大片状阴影，密度均匀。

（2）叶间胸膜下坠。

（3）胸腔积液。

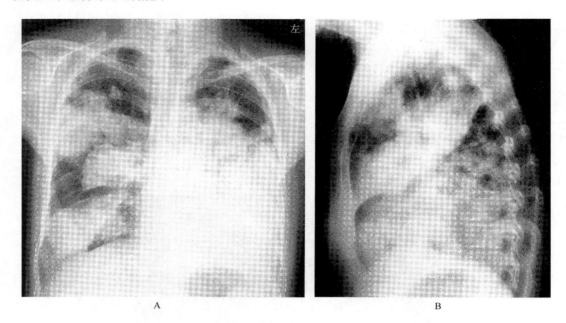

图 1-4　肺炎克雷伯菌肺炎
A. 正位片；B. 侧位片

（三）诊断要点

（1）多见于老年、营养不良及全身衰弱的患者。

（2）大叶阴影，密度均匀或有透亮区，病变肺叶体积增大或为斑片融合阴影。

（3）叶间胸膜下坠。

（4）胸腔积液。

（5）细菌学培养显示肺炎克雷伯菌阳性。

（四）鉴别诊断

应与大叶性肺炎鉴别。

（五）比较影像学与临床诊断

肺炎克雷伯菌肺炎的影像学表现与其他细菌性肺炎相同，仅根据影像鉴别诊断困难，有赖于细菌学检查鉴别。

五、肺脓肿

（一）常见症状与体征

急性肺脓肿急性起病，发热、咳嗽、胸痛、咳脓臭痰，有时咯血，白细胞总数明显增加。慢性肺脓肿可由急性肺脓肿迁延不愈发展而来，以咳嗽、咯血和胸痛为主要表现，白细胞总数可无明显变化。

（二）X线表现

1. 急性肺脓肿

患侧肺中野单发，厚壁空洞，壁不规则且模糊，洞内液平面，空洞外可见斑片状浸润影。

2. 慢性肺脓肿

患侧肺多发大小不等的空洞，边界清楚、壁厚，脓肿附近有局限性胸膜肥厚粘连。

（三）诊断要点

分为吸入性、直接侵犯性和血源性3种。

（1）肺脓肿是化脓性细菌所引起的肺实质的炎性病变、坏死和液化。好发于上叶后段及下叶背段。

分为急性肺脓肿和慢性肺脓肿。

（2）急性肺脓肿表现为炎症期大片状致密影，空洞期中心低密度区，厚壁空洞，伴有液-气平面或液-液平面，内壁光滑。

（3）慢性肺脓肿见多个空洞相连，液平面较低，壁光滑。

（4）脓胸或脓气胸。

（四）鉴别诊断

（1）结核空洞内多无气-液平面，周围常有卫星病灶，同侧或对侧伴有结核播散灶。

（2）癌性空洞壁不均匀，呈偏心半月状，内壁可见结节。

（3）肺脓肿抗生素治疗动态变化快。

（五）比较影像学与临床诊断

肺脓肿仅根据影像学表现鉴别较困难，查痰找结核菌或癌细胞对疾病诊断有帮助。CT 环形强化有助于诊断。穿刺活检、痰检找到结核菌或癌细胞可以协助诊断。

（马飞虹）

第二节　肺肿瘤

一、错构瘤

（一）常见症状与体征

临床症状与发生部位有关，有阻塞症状、咳嗽、发热等，或无症状而偶然发现。

（二）X 线表现（图 1-5）

（1）患侧肺中野球形或肿块阴影，大小为 2～3 cm。

（2）边缘光滑清楚，或呈浅波浪状。

（3）瘤内有爆米花样钙化。

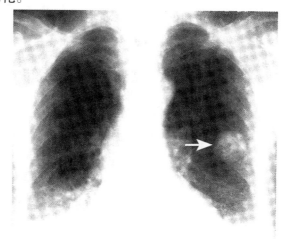

图 1-5　错构瘤

（三）诊断要点

（1）周围型错构瘤以肺内的孤立结节阴影多见，病变边缘清楚，无明显分叶。

（2）病变内有钙化，典型的钙化呈爆米花样。

（3）中央型错构瘤引起阻塞性肺炎、阻塞性肺不张。

（四）鉴别诊断

需与肺癌、结核瘤、炎性假瘤及腺瘤鉴别，需穿刺活检。

（五）比较影像学与临床诊断

大多数错构瘤无临床症状，常因其他目的就诊行胸部 X 线检查时发现。CT 检查显示瘤体密度及边缘形态、囊变及脂肪成分，有重要意义，多平面重建显示支气管内结节及狭窄截断。

二、中央型肺癌

（一）主支气管的中央型肺癌

1. 常见症状与体征

刺激性咳嗽，胸闷、哮鸣、气促、发热和胸痛。

2. X 线表现（图 1-6）

（1）患侧肺门区肿块阴影。

（2）支气管阻塞征象：患肺一侧性肺气肿，左主支气管截断。

（3）转移征象：纵隔或肺门淋巴结肿大。

（4）患侧一侧性肺不张，患侧主支气管截断。

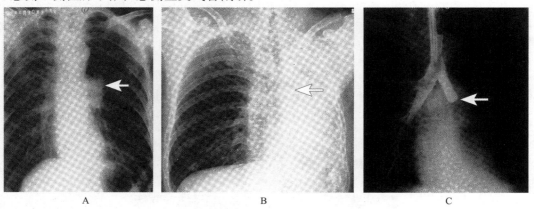

图 1-6　主支气管的中央型肺癌

A、C. 一侧性肺气肿，主支气管截断；B. 一侧性肺不张

3. 诊断要点

（1）直接征象：肺门肿块。

（2）间接征象：一侧阻塞性肺气肿、阻塞性肺炎、一侧阻塞性肺不张。

（3）体层摄影或支气管造影：显示支气管腔内充盈缺损或肿块，管腔狭窄、中断。

（4）转移征象。

（5）痰检及支气管镜检查检出癌细胞。

4. 鉴别诊断

（1）阻塞性肺炎与一般肺炎或继发性肺结核鉴别。

（2）癌性肺不张与结核或慢性炎症的肺叶实变鉴别。

（3）与支气管内膜结核鉴别。

5. 比较影像学与临床诊断

（1）X 线检查是诊断肺癌的重要手段。

（2）CT 可显示支气管狭窄增厚、截断及确定肿瘤部位、范围程度、向外生长及远端的情况。

（3）仿真内镜显示腔内病变的表面形态。

（4）MRI 是判定胸部血管受侵的重要方法。

（5）支气管内镜活检确定组织类型。

（二）中间段的中央型肺癌

1. 常见症状与体征

咳嗽、咳痰、喘憋、气短。

2. X 线表现（图 1-7）

（1）患侧中下肺野密度一侧性增高，患侧肺门区肿块，上缘锐利，右心缘显示不清。

（2）侧位水平裂、斜裂向下移位。

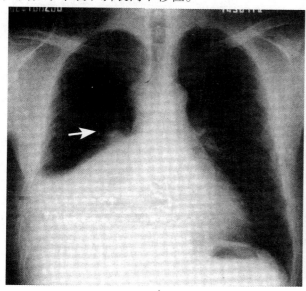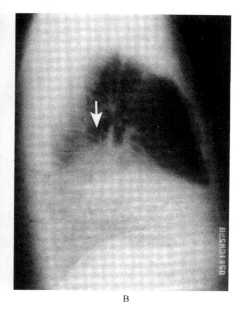

图 1-7　中间段的中央型肺癌

A. 正位片；B. 侧位片

3. 诊断要点

（1）患侧肺门区肿块。

（2）患侧肺中、下叶同时肺不张，侧位片中、下叶肺不张的上缘与肺门肿块呈双翼状，称为双翼征。

三、周围型肺癌

（一）典型周围型肺癌

1. 常见症状与体征

咳嗽、咳痰、痰中带血、胸部闷痛。

2. X 线表现（图 1-8）

（1）患侧肺中上野肿块，边缘有毛刺、分叶、脐凹。

（2）密度均匀，未跨叶。

（3）近胸膜处可见胸膜凹陷征。

3. 诊断要点

（1）早期肺癌为肺内 2 cm 以下的结节状或片状阴影、分叶征，边缘毛糙、模糊，胸膜凹陷征、小泡征。

（2）进展期周围性肺癌有胸膜凹陷征、分叶征，密度均匀，毛刺征、阻塞性肺炎、脐凹征、兔耳征、转移征象。

（3）痰细胞检查、穿刺活检、癌胚抗原（CEA）等有助于诊断。

4. 鉴别诊断

与炎性假瘤鉴别，后者边缘光滑，无分叶；与结核球鉴别，后者边缘清楚，肿块内钙化，卫星灶。

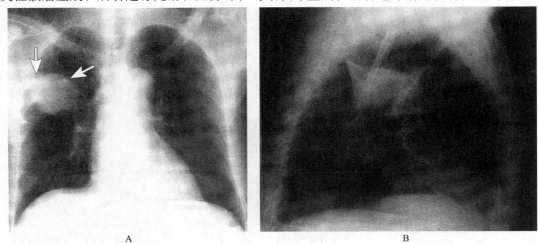

图 1-8　典型周围型肺癌

A. 正位片；B. 侧位片

5. 比较影像学与临床诊断

典型周围型肺癌，一般根据 X 线表现可诊断。对于诊断有困难的病例，采用 MRI 有助于肺内结节的准确定性；CT 值确定肿物的密度、内部及周围表现；核素扫描可提供诊断价值。

（二）与心脏重叠的周围型肺癌

1. X 线表现（图 1-9）

侧位胸片示患侧肺下叶可见一类圆形密度增高影，边缘有毛刺、分叶；正位片示患侧下肺野内带与心影重叠。心膈未见异常。

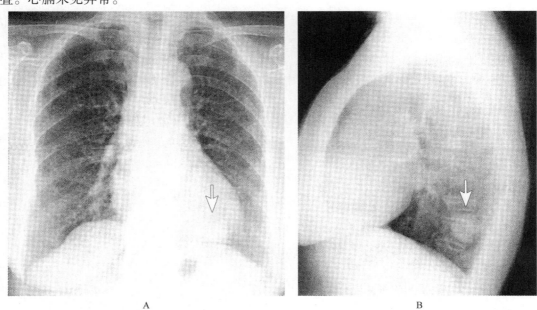

图 1-9　与心脏重叠的周围型肺癌

A. 正位片；B. 侧位片

2. 诊断要点

（1）心后肺内的肿块与心脏重叠，易漏诊，应注意心后异常结节或肿块影。

（2）高千伏摄影及侧位胸片易显示心后阴影。

（三）癌性空洞

1. X 线表现

患侧肺中下肺野空洞呈不规则偏心半月状，内有壁结节，厚壁，肿块外侧壁分叶、毛刺，无液平。

2. 诊断要点

肺癌空洞的特点为厚壁，内缘凹凸不平，可见壁结节。空洞内有小液平或无液平，空洞外缘呈分叶征、毛刺等周围型肺癌征象，鳞癌多见。

3. 鉴别诊断

应与结核性空洞相鉴别。后者薄壁空洞，无偏心，内壁光滑，外周有结核灶。

4. 比较影像学与临床诊断

癌性空洞的影像不典型时，应活检、查结核菌、行 CT 检查。

四、肺转移瘤

1. 常见症状与体征

咳嗽、胸闷，时有咯血，有原发灶病史。

2. X 线表现（图 1-10）

两肺有多个大小不等的球形阴影，密度均匀，边缘清楚。

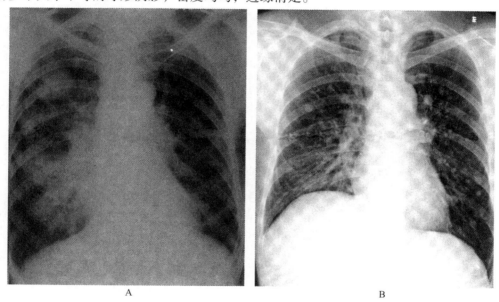

图 1-10 肺转移瘤

A. 淋巴转移；B. 血行转移

3. 诊断要点

（1）肺转移瘤的分型：血行转移、淋巴转移、直接侵犯。

（2）血行转移：表现为两肺多发结节及肿块阴影，以两肺中、下野多见，边缘清楚，密度均匀。

（3）淋巴转移：两肺弥漫网状及多发粟粒结节阴影，肺门或纵隔淋巴结肿大，肋膈角区可见 Kerley B 线。

4. 鉴别诊断

（1）与肺结核鉴别：急性血行播散型肺结核结节的大小、密度、分布均匀；而血行转移的结节大小及分布不均匀。

（2）单发转移需与结核球、肺癌鉴别。

5. 比较影像学与临床诊断

（1）寻找原发病灶：肺部是转移性肿瘤的好发部位，X 线检查是发现肺转移瘤较简单而有效的方法。

（2）CT 不仅可以显示肺内的病变，而且可以发现胸膜及肺门淋巴结的病变。胸部 CT 检查发现肺转移瘤较常规 X 线胸片敏感，并可发现胸膜及肺门淋巴结的转移。

（马飞虹）

第二章

泌尿系统疾病 X 线诊断

第一节　肾脏异常

一、孤立性肾囊肿

1. 临床特点

孤立性肾囊肿最为常见，主要发生于成人。孤立性肾囊肿可以是先天的，也可以是后天的。其病理基础不清楚。有学者认为是肾小管在发育过程中联合不佳，也有学者认为是由肾小管发生阻塞而引起的。囊肿位于肾皮质或髓质中，囊壁薄而透明，由单层扁平上皮细胞构成，内含透明液体。

2. X 线表现（图 2-1）

较小囊肿在平片上不易显示，较大囊肿表现为肾脏局部圆形隆起。静脉尿路造影（IVU）显示囊肿区显影密度淡，肾盂肾盏受压变形，可呈半月形、变平、伸长、扩大、移位，甚至消失。囊肿较大且位于肾的一极时，可使肾轴旋转。囊肿与肾盂、肾盏相通时造影剂可进入囊腔而显影。

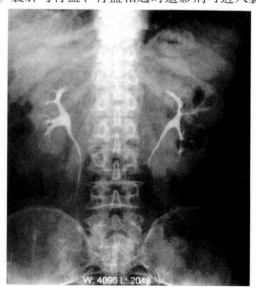

图 2-1　左肾囊肿

左侧肾脏外侧缘膨隆明显，肾盂肾盏受压变形，边界光整

3. 鉴别诊断

需与肾癌鉴别，在平片中软组织肿块密度较高，IVU 中当肾实质显影时，由于造影剂在富血供的肿瘤中积聚，密度可增高，此外，肾盂、肾盏的改变主要以破坏为主。

二、肾盂肾炎

1. 临床特点

肾盂肾炎为最常见的肾脏感染性疾病，好发于女性，多为逆行性感染所致，也可因先天发育异常或因结石引起阻塞而继发感染。此外可经血行或淋巴途径感染而发病。

急性肾盂肾炎常为双侧性，两侧肾脏不同程度肿大，皮质与髓质分界不清，肾盂、肾盏黏膜水肿。慢性肾盂肾炎大多是急性肾盂肾炎没有及时治愈迁延而引起或长期低毒炎症的结果。肾盂、肾盏呈瘢痕性收缩，肾包膜粘连，肾皮质内纤维瘢痕形成，肾小管阻塞性坏死，肾小球纤维化。最后肾脏缩小变硬，肾盏变细、拉长、变平且宽，是由乳头萎缩所致，同时有间质炎症性改变。急性期患者有发热、寒战、尿频尿急、肾区疼痛及血尿。

2. X 线表现

急性肾盂肾炎在临床上较易诊断，一般无须做 X 线检查，静脉肾盂造影时，急性期肾盂肾盏显影的时间与浓度一般均正常，少数病例可见肾盏边缘变平而钝。慢性肾盂肾炎时，肾功能减退，肾盂、肾盏的显影延迟，浓度减低。肾盂、肾盏边缘变钝而平，有扩大积水的征象，肾实质萎缩以肾皮质变薄为主。病变多为两侧性，但以单侧的改变较为明显。

3. 鉴别诊断

慢性肾盂肾炎引起肾脏缩小时，需与肾脏先天发育不良及肾血管狭窄引起的肾萎缩相鉴别。肾脏先天性发育不全，平片上肾脏外形常更小，但边缘光滑，IVU 上其功能减低的程度更明显。肾盂、肾盏也小，但与肾的大小成比例，小肾盏多缺如，输尿管也成比例地细小，无肾盂、肾盏的瘢痕性牵拉畸形。肾血管狭窄引起的肾萎缩平片上可见肾外形缩小，IVU 上肾脏显影可延迟，且密度较淡。

三、肾结核

1. 临床特点

泌尿系统结核大多为继发性，原发灶多在肺内。其中以肾结核更为重要，多为单侧。大多见于 20 ~ 40 岁的成人。

肾结核的发病有 4 种途径：经血液、经尿路、经淋巴管和直接蔓延。经血液途径是肾结核的最重要途径。原发病灶的结核杆菌经血液侵入肾脏，在肾小球的毛细血管丛中开始感染，并形成结核结节。主要位于肾皮质，并不引起临床症状，但在尿中可查到结核分枝杆菌，称为病理肾结核。这种病理肾结核自行愈合的机会较大。如病变继续发展，结核结节融合扩大，病变侵入肾髓质或肾曲小管到达肾乳头，在肾的髓质内形成病灶。病灶进行性发展形成临床症状，这就是临床肾结核。

2. X 线表现

早期肾结核，肾脏轮廓可以正常，但当结核病变继续发展，有脓肿形成时，则局部轮廓可向外凸出。多数脓肿形成时，肾脏外形可呈分叶状，整个肾脏的大小可以无改变或稍大。晚期肾结核，由于有广泛的结核性肾炎纤维瘢痕，以致肾外形可缩小。肾结核晚期常形成钙化灶，肾结核钙化的特点有：①全肾或肾脏大部弥漫性钙化；②云朵状钙化；③斑点状钙化（图 2-2）。

IVU 按肾结核病理改变的不同阶段，其 X 线表现如下。①肾功能障碍而肾盂、肾盏正常的早期肾结核，因肾脏分泌功能障碍使肾脏显影较淡或显影延迟，但外形正常。②肾皮质脓肿，肾皮质结核病变继续发展，破溃而形成脓肿。脓肿内脓液通过肾盏完全或部分地排空，造影片上，脓肿显示为边缘不规整的、密度不均匀的近似圆形阴影，脓肿与肾盏之间有条状瘘管影相连，相应肾盏的边缘也常不整齐或狭窄变形。③溃疡空洞型肾结核，此种类型常见。肾皮质脓肿继续发展，侵犯肾脏乳头，继而侵犯肾盏。肾小盏杯口部分显示有虫蚀样改变，边缘毛糙。破坏区扩大，由一个肾小盏扩大到数个肾小盏，干酪样物质破溃形成空洞，造影显示为云朵状、边缘不整的空洞阴影和肾盂、肾盏虫蚀样改变。因肉芽增生可形成肾盏颈部瘢痕狭窄，逆行造影时，造影剂无法进入病变的肾盏而显示肾盏缺如，但排泄性造影可显示出狭窄上方的肾盏，并见狭窄前扩张。④肾盂积脓，病变继续发展，使输尿管痉挛、狭窄、梗死而形成肾盂积脓。肾脏轮廓增大，肾盂扩张。肾盂边缘呈广泛虫蚀样改变。输尿管受累，管腔变得粗细不一，自然弯曲度消失、僵硬，影像模糊。此时有更多的肾小盏、肾乳头被破坏，最后使肾脏全部组织破坏，成为含脓的囊腔。逆行造影多因输尿管梗阻常无法成功，排泄性造影因肾功能丧失也不能显影。⑤一侧肾结核伴对侧肾盂积水，肾结核常可继发膀胱结核，使膀胱黏膜产生结核性溃疡和纤维组织增生，并可涉及健侧输尿管口而产生狭窄，从而形成健侧肾盂积水。在排泄性肾盂造影时，该侧肾显影延迟，肾小盏的杯口变圆钝，边缘光滑，严重者使肾盂、肾盏和输尿管均有明显扩张，但无破坏现象。⑥病变波及整个肾脏，全肾广泛破坏，肾盂、肾盏不能辨认，并最后形成肾大部分或全肾钙化且肾功能完全丧失，称为肾自截。

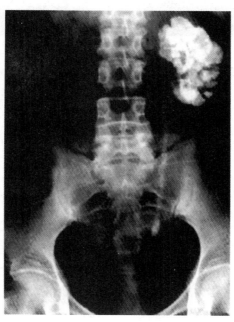

图 2-2　肾自截

肾/输尿管结核后期，腹部平片示左肾钙化，左侧输尿管中上段钙化

3. 鉴别诊断

平片发现肾区不规则、无定形散在或比较局限的斑点状钙化，需与肿瘤或其他肾内外的钙化鉴别，也需与结石鉴别。结石阴影密度较高且均匀，多有一定的形态，多发生于肾盂、肾盏内。钙化还需与腹腔淋巴结钙化鉴别。

四、肾盂癌

1. 临床特点

肾盂癌最常见的为移行上皮癌。多呈乳头状结构，少数为坚实硬结，可单发或多发。肿瘤发生在肾盂或肾盏，向输尿管及膀胱扩散。主要临床症状为间歇性无痛血尿、腹部肿块和腰痛。

2. X 线表现

肾、输尿管及膀胱（KUB）平片：多无阳性，偶有不规则钙化。

IVU：肾盂、肾盏内见不规则充盈缺损（图 2-3），如肾盏漏斗部受阻，则发生肾盏积水。

3. 鉴别诊断

主要与乳头状瘤及异位肾乳头区别。与乳头状瘤鉴别困难，一般乳头状瘤较小，常为多发，应结合临床考虑。与异位肾乳头的区别为典型的异位肾乳头的形态光滑且呈锥形，IVU 片中正面观为圆形或椭圆形，旋转体位时常可见较宽的与壁相连的基地，肾盂、肾盏的本身正常，无牵拉压迫及阻塞征象。另外要与血块及阴性结石鉴别。血块及阴性结石表现为腔内的充盈缺损，变动体位或复查时则此种充盈缺损往往可以移位、变形或消失。

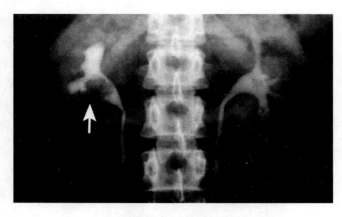

图 2-3　右侧肾盂癌

右侧肾盂内见乳头状充盈缺损，边界毛糙，僵硬（箭头）

（邸郅欣）

第二节　输尿管病变

一、输尿管肿瘤

1. 临床特点

输尿管原发肿瘤少见，主要发生于输尿管黏膜上皮，在组织形态学上与肾盂、膀胱肿瘤相同。组织学上主要分为 4 个类型：移行细胞癌、鳞癌、腺癌以及乳头状瘤。前三者为恶性肿瘤，其中以移行细胞癌最为常见。移行细胞癌分为乳头状癌和非乳头状癌两类，80% 以上为乳头状癌，非乳头状癌均呈浸润型生长。癌肿多发生在输尿管下段，单发或多发，广基向腔内突出，或弥漫地毯状生长。鳞癌少见，多为非乳头状型，呈浸润型生长，转移早。腺癌罕见。癌瘤可以直接浸润扩散，也可以淋巴和血行方式转移。乳头状瘤多单发有蒂，常小于 1 cm，但手术切除后易复发。常见的症状为血尿和疼痛。男性 60 岁以上多见。若输尿管梗阻肾积水明显，可触及腹部肿块。

2. X 线表现

X 线表现必须依靠造影剂才能显示，以尿路造影为主，CT 或超声一般也不易发现原发病灶。肾积水时，肾影可增大。尿路造影的直接征象为输尿管内充盈缺损（图 2-4）。充盈缺损可为偏心性或中心性，表面常凹凸不平，形状不规则。若肿瘤呈表面浸润型生长，则可见输尿管腔一段边缘毛糙不规则，管壁僵硬，但一般同正常段分界清楚。此外，特征性表现为病变所在管腔和病变以下管腔增宽，可能为肿瘤推挤管腔向外扩张的结果。约不到半数的病例癌肿引起输尿管梗阻，梗阻以上尿路扩张积水，严重时静脉尿路造影可不显影，需做逆行或经皮穿刺顺行尿路造影。逆行或顺行造影可更明确地显示肿瘤本身的形态，阻塞端可呈杯口状、尖角状，其边缘常毛糙不整。如肿瘤为偏心性生长，造影剂则可上行或下行，显示肿瘤下方一段管腔扩张。肿瘤巨大时，血管造影可见输尿管动脉增粗，向肿瘤区供血。肿瘤血管少见，一般较为纤细。

3. 鉴别诊断

诊断中应注意同输尿管结石、血凝块、炎性输尿管狭窄相鉴别。结石多为阳性结石，位置可变，所致充盈缺损的表面多光滑，结石下方输尿管腔不增宽；血凝块所致的充盈缺损数天内可有改变。

二、输尿管结石

1. 临床特点

输尿管结石多自肾结石下移而来，易停留在输尿管 3 个生理狭窄处，即肾盂输尿管连接处，输尿管与髂血管交叉处及输尿管入膀胱处。以突然发生胁腹部绞痛为其主要症状，疼痛向下部睾丸或阴唇放射。同时伴有血尿，也可有尿急、尿频、尿痛及膀胱刺激症状。引起巨大肾积水时，腹部可触及肿块。

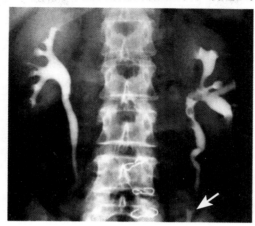

图 2-4　输尿管肿瘤

IVU 示左输尿管多发充盈缺损

2. X 线表现（图 2-5）

KUB 平片：结石多为长圆形或卵圆形，长轴与输尿管走向一致。常单发，单侧多发者少，若为多发，常在扩张的输尿管内呈串珠状排列。

IVU：可显示结石位于输尿管内的具体位置。一般见结石以上输尿管及肾盂积水征象。如为输尿管末端结石，则可见患侧输尿管全程显影，阴性结石则形成圆形或卵圆形充盈缺损。

逆行肾盂造影：可显示结石以下输尿管。不仅对输尿管结石的诊断有价值，而且可以鉴别结石或输尿管肿瘤，如梗阻下方呈杯口状，边缘光滑，则多为结石（阴性石）。如充盈缺损下方不规则，且输尿管局限扩张，则输尿管肿瘤多见。

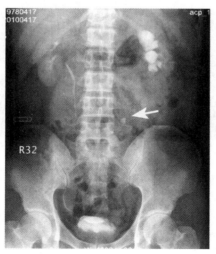

图 2-5　左侧输尿管结石

L4/5 椎间隙层面左侧见不规则高密度影，在左输尿管移行区，造影后
示，左侧肾盂、肾盏积水扩张，左输尿管未显影

3. 鉴别诊断

（1）盆腔静脉石：通常较小，呈圆形，边缘光滑，常见边缘密度高、中央密度低，往往多发，双侧，位置偏外，且多沿两侧坐骨嵴附近分布。

（2）淋巴结钙化：其位置常可变化，侧位多位于前腹部，而输尿管结石位于后腹部。

（3）动脉壁钙化：多呈平行条索样。

（4）肿瘤：肿瘤上方输尿管扩张，下方与输尿管萎陷段之间有一漏斗状局部扩张段，输尿管阴性结石的下方与萎陷之间无漏斗状局部扩张段。

（邸郅欣）

第三节　前列腺病变

一、临床特点

前列腺增生是男性老年人常见的多发病，为腺体组织增生。增生后可引起膀胱颈梗阻，最终导致肾功能受损。前列腺癌比较少见，一般发生在 40 岁以后，发病率随年龄增长而升高。前列腺增生多累及侧叶及中叶。前列腺癌多发生在后叶，主要症状为排尿困难，有时有局部疼痛。此外，可发生尿频、尿急、尿失禁、血尿、急性尿潴留以及慢性尿毒症。前列腺癌可出现骨转移的临床征象。

二、X 线表现

膀胱底部因前列腺增生而造成向上的压迹（图 2-6）。早期压迹可不明显，后期肿块较大，膀胱可完全被推向上移位，底部压迹明显，甚至突入膀胱腔内，而需同膀胱本身肿瘤相鉴别。前列腺癌多起于前列腺后叶，位置比较低，早期常不引起膀胱变化，晚期膀胱壁受浸润而僵直，并可发生偏侧性压迹。此外，由于膀胱颈梗阻，可见膀胱内小梁形成，有小室或多发憩室。

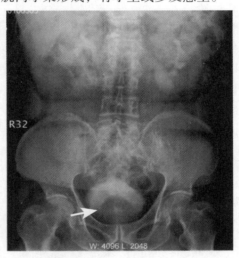

图 2-6　前列腺增生

前列腺体积增大，膀胱见充盈缺损，边界光滑、清晰（箭头）

三、鉴别诊断

主要与前列腺周围的组织肿瘤性病变侵犯前列腺导致的前列腺体积增大鉴别。CT 与 MRI 可明确定位，并对良性前列腺增生与前列腺癌可鉴别，必要时临床穿刺可明确诊断。

（邸郅欣）

第三章

骨与关节疾病 X 线诊断

第一节　骨肿瘤

一、良性骨肿瘤

（一）骨瘤

1. 临床特点

骨瘤好发于颅骨，其次为颌骨，多见于颅骨外板和鼻旁窦壁。骨瘤可在观察期内长期稳定不增大或缓慢增大。较小的骨瘤可无症状，较大者随部位不同可引起相应的压迫症状。

2. X 线表现

颅骨骨瘤为一附着于骨板的骨性突起，常呈扁平状，边缘光滑整齐。一般肿瘤生长越快，其密度也越低，体积也越大。根据其密度不同，可分为致密型和疏松型，前者内部结构均匀致密，后者结构疏松。

（二）骨软骨瘤

1. 临床特点

骨软骨瘤是最常见的骨肿瘤，好发于 10 ~ 30 岁，男性居多，早期一般无症状，仅局部可扪及一硬结，肿瘤增大时可有轻度压痛和局部畸形，近关节活动障碍。

2. X 线表现（图 3-1）

肿瘤为一附着于干骺端的骨性突起，边界清楚。与骨骼相连处，可呈蒂状或宽基底。瘤体内含有软骨组织时，显示有透亮区。肿瘤生长活跃者，其表面的致密钙化多呈菜花状，其中常可见环状钙化。停止生长者，表面则形成光滑的线样骨板。

（三）骨巨细胞瘤

1. 临床特点

本病多发于 20 ~ 40 岁，以膝关节所属的骨端最常见。临床症状与发病部位及生长速度有关，通常为间歇性隐痛，较大肿瘤触之有乒乓球感。如肿瘤突然生长加速，疼痛增剧，则有恶变的可能。

2. X 线表现

肿瘤好发于干骺愈合后的骨端，多呈膨胀性多房状偏心性骨破坏。有的肿瘤膨胀明显，甚至将关节对侧的另一骨端包绕起来，形成皂泡状影像。随肿瘤的发展，其中心部的皂泡影逐渐消失，而边缘又出现新的皂泡影。

肿瘤向外生长，骨内膜不断破骨，骨外膜不断形成新骨，形成骨壳。肿瘤生长缓慢者，骨壳多较完整；生长活跃者骨壳呈虫蚀样破坏。

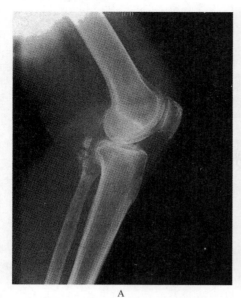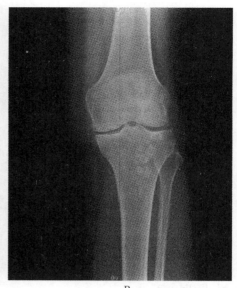

A   B

图 3-1 滑膜骨软骨瘤

A. 侧位片；B. 正位片

（四）非骨化性纤维瘤

1. 临床特点

临床上多见于青少年，30 岁以上罕见。胫骨上端及股骨下端为好发部位。多为单发，病程缓慢，可有局部轻度疼痛。

2. X 线表现（图 3-2）

肿瘤多位于长骨干骺端距邻近骨骺板 3～5 cm 处，多呈偏心性，为局限于皮质内或皮质下单房或分叶状透明区，呈椭圆形或圆形，境界清楚，病灶长轴与骨干纵轴平行。病变周围常环以薄的或厚薄不均的凹凸不平的硬化带，骨皮质膨胀变薄，也可增厚或出现骨皮质缺损，透明区内有不规则骨嵴间隔。无骨膜反应，软组织多无改变。

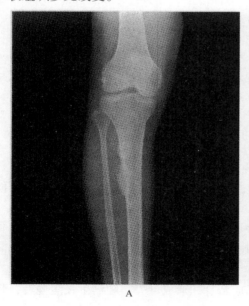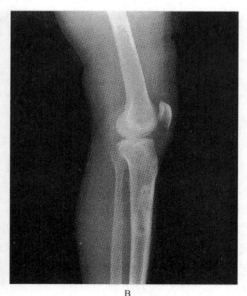

A   B

图 3-2 非骨化性纤维瘤

A. 正位片；B. 侧位片

（五）多发性骨髓瘤

1. 临床特点

本病多发于 50～60 岁，以男性较为多见，好发部位是颅骨、脊柱、骨盆、肋骨和四肢长骨。主要症状常为全身普遍性疼痛，而以胸背部和腰骶部较明显。疼痛初为间歇性，后发展为持续性剧痛。可有多发病理性骨折、进行性贫血、发热、消瘦和易并发肺部感染。

2. X 线表现

X 线表现为多发性穿凿状的溶骨性破坏，普遍性骨质疏松。随病变发展，可出现大片状骨质溶解消失。不规则的骨质破坏伴有软组织肿块者，常为生长迅速的征象；边缘清楚锐利伴有分房状膨胀改变者，多为缓慢发展的病变。此外，病变局限于骨髓内，骨小梁破坏较轻，X 线片可无明显异常。

二、原发性恶性骨肿瘤

（一）骨肉瘤

X 线表现如下（图 3-3）。

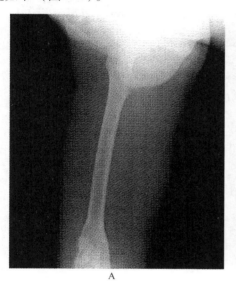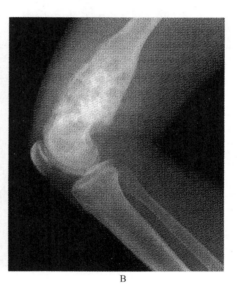

A　　　　　　　　　　　　　　　　B

图 3-3　骨肉瘤

A. 正位片；B. 侧位片

1. 瘤骨

是肿瘤细胞形成的骨组织，瘤骨的形态主要有以下三种。

（1）针状：多与骨皮质呈垂直状或放射状，大小不一，位于骨外软组织肿块内。

（2）棉絮状：密度较低，边缘模糊，分化较差。

（3）斑块状：密度较高，边界清，分化较好。

2. 骨质破坏

早期，骨皮质表现为筛孔状和虫蚀状骨质破坏，骨松质表现为斑片状骨质破坏。晚期，破坏区互相融合，形成大片状骨质缺损。

3. 骨膜增生

骨肉瘤可引起各种形态的骨膜新生骨和骨膜三角。

4. 软组织肿块

境界多不清楚，密度不均，可含有数量不等的瘤骨，肿块多呈圆形或半圆形。

（二）软骨肉瘤

本病发病仅次于骨肉瘤，多见于男性，以股骨和胫骨最为常见，主要症状是疼痛和肿胀，并形成质地较硬的肿块。

X线表现（图3-4）：主要为骨质破坏、软组织肿块和肿瘤钙化。

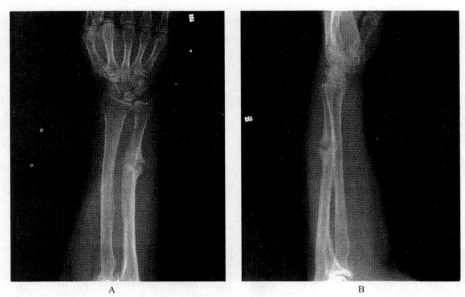

图 3-4　软骨肉瘤

A. 正位片；B. 侧位片

1. 中心型

呈溶骨性破坏，边缘不清，邻近骨皮质可有不同程度的肿胀、变薄，骨皮质或骨性包壳可被破坏而形成大小不等的软组织肿块。骨破坏区和软组织肿块内可见数量不等、分布不均、疏密不一或密集成堆或稀疏散在的钙化影。钙化表现为密度不均、边缘清晰或模糊的环形、半环形或沙砾样。

2. 周围型

多由骨软骨瘤恶变而来，表现为软骨帽不规则增厚变大，边缘模糊，并形成不规则的软组织肿块，其内出现不同形状的钙化影。

（三）骨肉瘤

本病高发于30~40岁，好发于长骨干骺端，尤其是骨干下端腘窝部。症状轻微，局部有无痛性、固定性肿块，质地硬。晚期可有疼痛。

X线表现：根据X线上不同表现，可分为以下4型。

1. 硬化型

肿瘤呈圆形或类圆形，瘤体致密，边缘清晰，可有短毛刺，瘤体大部分紧贴骨皮质，与骨皮质间有较小的缝隙，邻近骨皮质多不受侵，呈分叶状者，可见分叶透亮间隙。软组织被推移位。

2. 发团型

肿瘤呈圆形，大部致密瘤骨表现为顺向的梳发样，边缘呈不连续的壳状，基底部密度较高，形成较典型的发团状，此为肿瘤主体。其余瘤骨少而不规则，钙化较多，肿瘤与骨皮质关系较密切，可压迫侵及骨皮质，软组织被推压移位。

3. 骨块型

肿块呈长形或肾形，大小不一，边缘整齐清楚，孤立于骨皮质之外，纵轴与骨干纵轴平行，肿瘤与骨皮质间可有明显间隙，有的骨块有蒂与骨相连，其余部分完全不与骨相连。瘤内密度不均匀，可有钙化。

4. 混合型

为上述各型的混合表现，但均不典型。瘤骨、瘤软骨分布不均，围绕骨生长，骨皮质甚至骨髓腔均可受侵，瘤内可见不规则钙化，可有骨膜反应，软组织肿胀明显。

（四）尤文肉瘤

本病好发年龄为 5～15 岁，发生部位与年龄及红骨髓分布有关。全身症状类似骨感染，局部症状以疼痛为主，早期可发生转移，对放疗相当敏感为本病的特点之一。

X 线表现：病变区有大小不一的斑片状骨质破坏，周围骨皮质呈虫蚀样破坏。骨膜反应可呈葱皮样，随肿瘤的发展，表现为断续不连或虫蚀状，在骨膜新生骨中断处，常出现细小放射状骨针。肿瘤突破骨皮质，可见境界不清的软组织内肿块。当骨膜新生骨被破坏时，可出现袖口征。

三、转移性骨肿瘤

本病多见于中老年人，男性为多。转移途径主要为血行转移，表现主要是疼痛，多为持续性，夜间加重。有时可出现肿块、病理骨折和压迫症状。

X 线表现（图 3-5）：骨转移 X 线表现为溶骨型、成骨型和混合型。

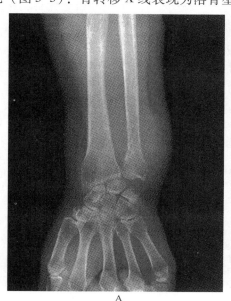 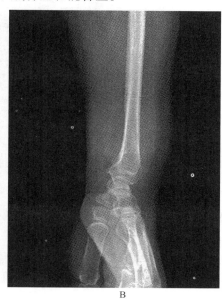

A   B

图 3-5 转移性骨肿瘤
A. 正位片；B. 侧位片

1. 溶骨型

最常见。长骨的转移瘤多在干骺端的骨松质，表现为单发或多发斑片状骨质破坏。随病变的发展融合扩大，形成大片状骨质破坏缺损，常并发病理骨折，无骨膜增生和软组织肿块。发生于扁骨者，多表现为大小不等的骨质破坏区，有融合倾向，或可见软组织肿块影。发生于脊柱者，见椎体广泛性破坏，椎间隙保持完整，椎弓根受侵。

2. 成骨型

多由生长缓慢的肿瘤引起。X 线表现为多发性边缘模糊的结节状或雪片状致密阴影。病灶扩大融合则成为大块状硬化灶。也可刺激骨膜产生新生骨使病骨增厚，有时可有放射状骨针。

3. 混合型

兼有成骨和溶骨变化。

（徐春媚）

第二节　骨结核

一、骨骺及干骺端结核

（一）临床特点

本病好发于骨骺与干骺端，发病初期，邻近关节活动受限、酸痛不适，负重、活动后加重。

（二）X线表现

分为中心型和边缘型。

1. 中心型

病变位于骨骺、干骺端内，早期表现为局限性骨质疏松，随后出现弥散的点状骨质吸收区，逐渐形成圆形、椭圆形或不规则破坏区。病灶边缘清晰，骨质破坏区内有时可见砂粒状死骨，密度不高，边缘模糊，而化脓性骨髓炎死骨较大，呈块状。破坏性常横跨内后线。

2. 边缘型

病灶多见于骺板愈合后的骺端，特别是长管状骨的骨突处。早期表现为局部骨质糜烂。病灶进展，可形成不规则的骨质破损，可伴有薄层硬化边缘，周围软组织肿胀。

二、骨干结核

（一）临床特点

本病多见于5岁以上儿童。病变带为双侧多发，如发于近节指骨。可有肿胀等轻微症状，或无症状。

（二）X线表现（图3-6）

1. 长管骨结核

X线表现呈大片状、单囊或多囊样改变。继而侵及皮质，骨外膜增生成骨使骨干增粗。有的呈膨胀性改变，使骨干呈梭状扩张。如脓液反复外溢，则形成多层新骨，形如葱皮。以后骨膜新生骨与骨干融合，使骨干增粗。

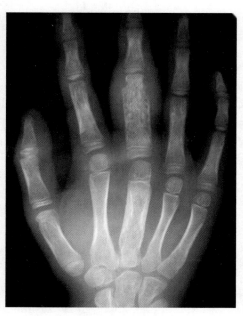

图3-6　骨干结核

2. 短管骨结核

X 线早期表现仅见软组织肿胀，手指呈梭形增粗和局部骨质疏松，继而骨干内出现圆形、卵圆形骨破坏，或呈多房性并向外膨隆，大多位于骨中央，长经与骨干长轴一致。病灶内有时可见粗大而不整的残存骨嵴，但很少见有死骨。病灶多累及关节。

（徐春媚）

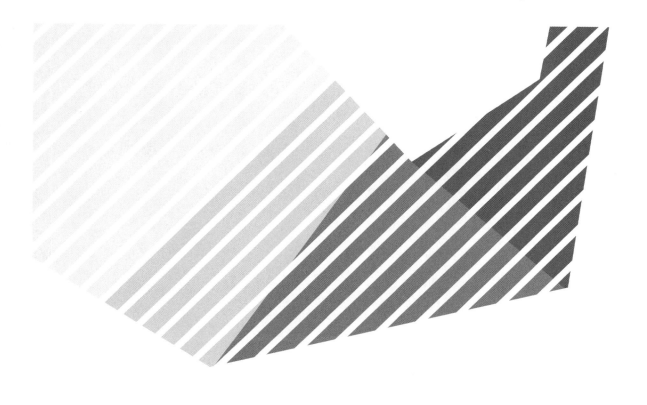

第二篇

CT 临床诊断

第四章

循环系统疾病 CT 诊断

第一节 冠心病

冠状动脉粥样硬化性心脏病（CAD）简称冠心病，是指冠状动脉粥样硬化所致的管腔狭窄导致心肌缺血而引起的心脏病变。动脉粥样硬化的发生与年龄、性别有关，实质上发生在青少年，临床表现常在中年以后，随着年龄的增长而增多，男性多于女性，冠心病包括心绞痛、心律失常、心肌梗死、心力衰竭、心室颤动和心搏骤停（猝死）。动脉粥样硬化的病理变化主要累及体循环系统的大型肌弹力型动脉（如主动脉）和中型肌弹力型动脉（以冠状动脉和脑动脉罹患最多）内膜，以动脉内膜斑块形成、动脉壁增厚、胶原纤维增多、管壁弹性降低和钙化为特征。由于动脉内膜积聚的脂质外观呈黄色粥样，故称为动脉粥样硬化。

冠心病是一种严重威胁人类健康和生命的常见病，在欧美等发达国家，其死亡率已超过所有癌症死亡率的总和，成为第一位致死病因。在我国其发病率日益增加，早期诊断和治疗具有十分重要的意义。冠脉造影一直被认为是诊断冠状动脉疾病的"金标准"，但由于这项技术是有一定危险性的有创检查，不仅检查费用较高且有可能引起死亡（0.15%）及并发症（1.5%），所以在临床应用上仍有一定的局限。多层螺旋CT（MSCT）尤其是64层和更多层面的螺旋CT采用多排探测器和锥形扫描线束，时间分辨率和空间分辨率明显提高，结合心电门控图像重组算法，使其成为无创性冠脉病变的新的影像学检查方法，在显示冠脉狭窄、鉴别斑块性质、冠脉扩张和动脉瘤、冠脉夹层、冠脉变异和畸形，了解冠脉支架术和搭桥术后情况及测定冠脉钙化积分等方面的价值较高，可作为冠脉造影的筛查。

一、冠状动脉钙化

冠状动脉钙化（CAC）是冠状动脉粥样硬化的标志，而后者是冠状动脉疾病的病理生理基础。准确识别和精确定量CAC对评估冠状动脉粥样硬化的病变程度和范围十分有效，在计算钙化积分方面，因MSCT较电子束CT（EBCT）层厚更薄，部分容积效应更小，其信噪比也较EBCT高，可更精确地发现更小和更低密度的钙化灶。

欧美国家钙化积分为五级：①无钙化（0分），CAD的危险性极低，未来数年发生冠脉事件的可能性小；②微小钙化（1~10分），极少斑块，CAD可能性非常小；③轻度钙化（11~100分），轻度斑块、极轻度的冠脉狭窄，CAD危险性中等；④中度钙化（101~399分），中度斑块、中度非阻塞性CAD可能性极大，CAD危险性高；⑤广泛钙化（>400分），广泛斑块、明显的冠脉狭窄，CAD危险性极高。

与冠脉钙化的相关因素如下。

（1）冠脉钙化积分与冠脉狭窄程度及狭窄支数成正相关，钙化积分越高，则冠脉狭窄的发生率也越高。

（2）但有时部分患者虽钙化积分很高，由于代偿性的血管重构，可无明显的冠脉狭窄。

（3）年轻患者可因冠脉痉挛、斑块破裂引起冠脉事件，但无冠脉钙化出现。

（4）年龄越大，则钙化评分的敏感性越高，特异性越低。年龄越低，敏感性越低，特异性越高。

（5）当多根血管出现钙化，临床意义更大。

（6）在评价冠脉钙化积分曲线图时，对超过年龄和性别所对应的75%危险性时，更具有临床意义。

（7）发生冠脉事件的患者钙化积分增长率为35%，并明显高于未发生冠脉事件的22%。

（8）调脂疗法后的患者钙化增长率可明显降低。

二、粥样硬化斑块

除 MSCT 外，目前对斑块成分的评价有血管内视镜、血管内超声和 MRI，前两者均为有创检查，后者虽对斑块成分的评价准确性更高，但其显示冠脉分支的数目较 MSCT 少。

（1）多排螺旋 CT 血管造影（MSCTA）最大的优势是可直接、清晰地显示冠脉粥样硬化斑块，表现为引起冠脉狭窄的血管壁上的充盈缺损（图4-1）。

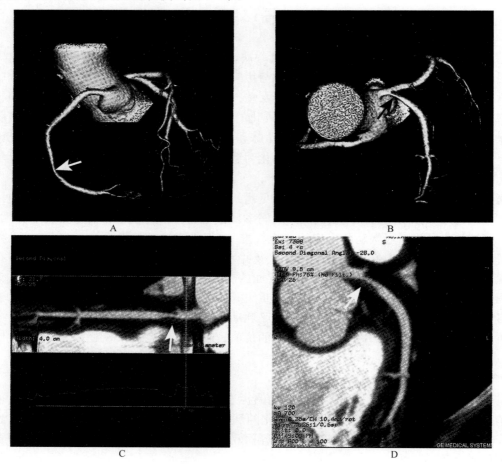

4-1　前降支斑块

A、B. 冠脉树提取像见右冠脉中段（箭头）和前降支开口处（长箭头）管腔明显狭窄；C、D. 血管拉直和 CPR 像均见前降支斑块所致的充盈缺损（箭头）

（2）可对冠脉斑块成分做定性和定量分析，其不仅能发现小斑块，还可根据 CT 值来区分脂质、纤维和钙化斑块（CT 值，脂质斑块：<50 Hu；纤维斑块：70～100 Hu；钙化斑块：>130 Hu）。

（3）尤其是富含脂质的易破裂的脂质斑块，CT 值具有特征性。

（4）斑块的 CT 值越低，斑块就越不稳定，越易发生冠脉事件。早期易破碎的斑块的检出对于避免急性冠脉事件的发生至关重要。

（5）脂质和纤维斑块所测的 CT 值常表现为高于实际密度，主要是考虑部分容积效应的影响，因为斑块体积常较小，血管腔内又充满高浓度的对比剂；另外，脂质斑块还含有其他高于脂质密度的成分。

三、冠脉狭窄

冠脉狭窄是冠状动脉粥样硬化病理改变中最常见并具特征性的表现。MSCTA 不仅可清晰显示冠脉管腔的狭窄，并能准确判断管腔狭窄的形态、程度和范围。

（一）对冠脉狭窄敏感性和特异性的评价

对于直径≥1.5 mm 的冠状动脉节段，MSCTA 检测冠脉狭窄（>50%）的敏感度为 82%～93%，特异度为 95%～97%，阳性预测值为 71%～82%，阴性预测值为 95%～98%，这些数据表明 MSCTA 显示冠脉狭窄的准确性临床意义大。

（二）对冠脉狭窄的测量及分级

目测法是目前常用的判断冠脉狭窄的方法，它是以狭窄近心端和远心端相邻的正常血管直径为 100%，狭窄处血管减少的百分数为狭窄程度。

冠脉狭窄依其程度分为 4 级。Ⅰ级：狭窄<25%；Ⅱ级：狭窄为 25%～50%；Ⅲ级：狭窄为 51%～75%；Ⅳ级：狭窄>75% 或闭塞。

（1）冠脉狭窄程度≥50%（面积减少≥75%）时，运动可诱发心肌缺血，故称为有临床意义的病变。

（2）虽然<50% 的冠脉狭窄在血流动力学上可无显著意义，但当粥样斑块发生破裂或糜烂而继发血栓形成可演变为急性冠脉综合征（包括不稳定型心绞痛、无 ST 段抬高的心肌梗死和 ST 段抬高的心肌梗死）从而导致冠脉完全或不完全闭塞，并出现一组临床综合征。

（3）当狭窄程度达 80% 以上时，在静息状态冠脉血流量就已经减少。

（三）对冠脉狭窄的形态评价

由于血流动力学的作用，冠脉粥样硬化多见于左前降支、左回旋支和右冠状动脉及其较粗大的分支血管，发生的部位常见血管开口、分叉和弯曲处，血管狭窄的形态表现各异。

1. 向心性狭窄

指粥样硬化斑块以冠脉管腔中心线为中心均匀地向内缩窄。

2. 偏心性狭窄（图 4-2）

指斑块向血管腔中心线不均匀缩窄或从中心线一侧缩窄。本型临床多见，在某一体位对其观察可能被漏诊或低估其狭窄程度，因此要多体位观察，在判断其狭窄程度时应以多个体位上的狭窄程度平均值计算。

3. 不规则性狭窄

指管腔狭窄程度<25% 的不规则弥漫性狭窄。

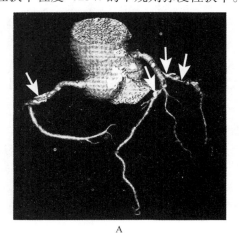
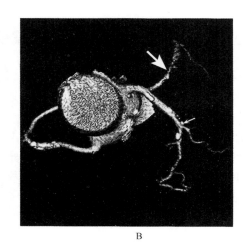

A B

图 4-2

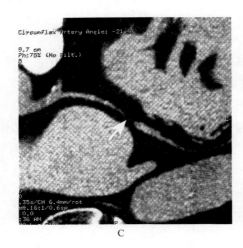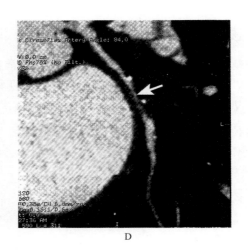

图 4-2 偏心性狭窄

A、B. 右冠脉、前降支及旋支示有多发散在钙化（箭头），旋支明显狭窄（长箭头）；C、D. 旋支呈典
型偏心性狭窄（箭头）

4. 冠脉完全闭塞

①闭塞部位的血管未强化，其远侧的血管强化程度主要取决于侧支循环的建立情况。因冠脉侧支循环较丰富，故闭塞部位远侧的血管常能明显强化，据此可测出血管闭塞的长度；②当闭塞段仅为数毫米，较短时，因其两侧管腔内含对比剂使其类似于重度狭窄的表现；③闭塞段形态，鼠尾样逐渐变细，多为病变进展缓慢所致；"截断"现象常为斑块破裂急性血栓形成而引起。

对冠脉狭窄范围的评价如下。

（1）局限性狭窄：狭窄长度 < 10 mm，此型最常见。

（2）管状狭窄：长度在 10~20 mm，发生率仅次于前者。

（3）弥漫性狭窄：指狭窄长度 > 20 mm，常伴有明显钙化，对血流动力学影响明显，多见于高龄和（或）并发糖尿病的患者。

（4）精确测量冠脉狭窄长度对选择介入治疗的方案至关重要。

（四）对冠脉管壁粥样硬化的评价

（1）正常冠脉管壁在 MSCTA 上多不显示或呈窄环状。

（2）斑块形成见管壁增厚隆起致相应管腔狭窄，常伴有钙化。

（3）斑块溃疡形成呈表面凹凸状。

（4）严重粥样硬化表现为管壁多发团块状或串珠样钙化，由于血管重构常不引起管腔明显狭窄。

四、心肌缺血、心肌梗死及其并发症

（一）心肌缺血

（1）首次灌注图像为局部低密度区，延迟 0.5~2 小时见低密度被填充呈等密度，心肌时间 - 密度曲线为缓慢上升型。

（2）心肌时间 - 密度曲线为低小型，大致与正常心肌相似。

（3）观察心肌运动异常时，应注意室壁运动异常的范围与心肌灌注低密度区的范围是否一致。

（4）根据心肌缺血部位可推断受累的冠脉分支。

（二）心肌梗死

（1）局部心肌变薄。

（2）节段性室壁收缩期增厚率减低（正常值为 30%~60%）。

（3）室壁运动功能异常包括运动减弱、消失和矛盾运动。

（4）增强扫描早期病灶不强化呈低密度，数分钟至数小时出现延迟性强化，呈片状较高密度区。

（三）心肌梗死并发症

1. （真性）室壁瘤

①发生率为 20%，多为单发，80% 以上累及左室前侧壁和心尖部；②心肌显著变薄，收缩期向外膨出，膨出部分无搏动或呈矛盾运动，后者更具临床价值；③44%～78% 并发附壁血栓，表现为充盈缺损；④部分室壁瘤壁出现高密度钙化（图 4-3）。

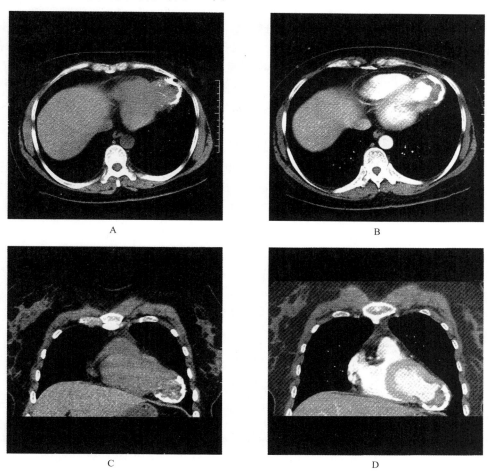

图 4-3　室壁瘤
A～D. 心脏轴位、冠状位见左室心尖部局部向外膨出，室壁瘤壁呈广泛高密度钙化

2. 假性室壁瘤

瘤壁由心包构成，心肌破口邻近的心包与心肌粘连而不发生心包填塞。

3. 乳头肌梗死

导致二尖瓣关闭不全，严重者出现急性心力衰竭。

4. 心脏破裂

多在梗死后 1 周左右，血液经心室壁破口涌入心包腔，造成致死性急性心包填塞。

5. 梗死后心包、胸腔积液

多发生于梗死后数月至 6 周内，为坏死物质所致的自身免疫性心包炎或胸腔炎，表现为心包或胸腔积液伴胸痛。

（刘　岷）

第二节　先天性心脏病

先天性心脏病可按病理生理的血流动力学改变分为左向右、右向左和无分流三类；按临床分为发绀和无发绀两型；按 X 线片肺血情况分为肺血增多、肺血减少和肺血无明显改变三型。

一、房间隔缺损

房间隔缺损（ASD）是最常见的先天性心脏病之一，约占先天性心脏病的20%，男女发病之比为1：3。按缺损部位分为第一孔（原发孔）型、第二孔（继发孔）型以及其他类型。原发孔型位于房间隔下部，常并发心内膜垫缺损；继发孔型位于卵圆窝区域；其他类型有上腔型或静脉窦型（位于房间隔的上部）、冠状窦型（位于正常冠状窦位置）与下腔静脉型（位于卵圆窝与下腔静脉之间）。缺损的数目通常是1个，偶尔可以是多个，大小为1~4 cm，若大到完全缺如则称为公共心房，也可小到针孔样，多为筛孔，称 Chiari network 型。

CT 平扫难以直接显示缺损的部位和大小，诊断价值不大，但可显示心脏径线的增大。MSCT 增强薄层扫描能够显示有无房间隔缺损、缺损的位置和大小，特别是在多平面重建（MPR）和三维重组图像上。

（一）直接征象

在增强薄层扫描上可以显示房间隔影像连续性中断，并能直接测量缺损的大小。

1. 继发型

缺损主要位于卵圆窝部位，其下缘与房室瓣间尚保留一定房间隔，两组房室瓣完整。

2. 原发孔型

房间隔缺损其下缘消失直抵房室瓣环，如果两组房室瓣环相贯通成为一组房室瓣，其下室间隔不连续，则为完全性心内膜垫缺损的重要指征。

（二）间接征象

右心房、右心室增大，肺纹理增多。

二、室间隔缺损

室间隔缺损（VSD），约占先天性心脏病的25%。根据发生部位分为膜部缺损（占80%）、肌部缺损（占10%）及其他类型（占10%）。根据临床结合病理分为小孔型（2~8 mm）、中孔型（9~15 mm）和大孔型（16~20 mm）室间隔缺损。

增强薄层 CT 扫描可以显示室间隔的缺损情况，特别是采用心电门控 CT 扫描时，MPR 和三维重组能够更清晰地显示室间隔缺损的部位和大小，同时可以显示各房室的大小形态和心室壁的厚度。

（一）直接征象

VSD 直接征象是室间隔中断，不连续。嵴上型室间隔缺损，于肺动脉瓣下层面显示球部间隔中断。肌部室间隔缺损，常较小，于心室层面靠近心尖部见肌部室间隔中断，多为2~3 mm 大小。膜部室间隔缺损，在主动脉瓣下层面见室间隔连续性中断。隔瓣后型室间隔缺损，多在二尖瓣、三尖瓣显示层面于隔瓣后见两心室间交通，缺损邻近三尖瓣环。

（二）间接征象

分流量大者可见左、右心室增大，肺血管纹理增粗、增多。

三、肺动脉狭窄

肺动脉狭窄占先天性心脏病的10%，男女发病之比约为3：2。其中2/3 的患者并发其他心脏畸形。可分为瓣型、瓣上型、瓣下型及混合型狭窄四型。瓣型狭窄是三片瓣叶融合，呈穹隆形结构，顶部为一小孔，约占90%；瓣上型狭窄可累及肺动脉干、分叉部、主分支或周围分支；瓣下型狭窄多是漏斗型，常并发室间隔缺损，漏斗部肌肉弥漫性肥厚造成狭窄。右心室流出道的阻塞，造成压力阶差，使右心室压力超负荷，因而发生肥厚，长期以后易导致右心衰竭。右心压力过高时，卵圆孔开放，从而出现右向左分流的现象。

（一）直接征象

MSCT 可以采用横轴位、三维重组、MPR 和最大密度投影（MIP）等成像进行多角度和多方位观察。

1. 瓣上型狭窄

CT 可显示其狭窄的部位、程度和病变累及的长度和数目。在一侧肺动脉狭窄时，对侧肺动脉常见扩张。

2. 漏斗部狭窄

MPR 重组能够显示右心室肥厚的肌束向流出道突出，使流出道变窄，同时也可以显示第三心室。

3. 瓣膜狭窄

能够显示肺动脉瓣膜口呈幕顶状狭窄，同时可见狭窄后的主肺动脉扩张。CT 扫描可测量主肺动脉和两侧肺动脉的径线（图 4-4）。

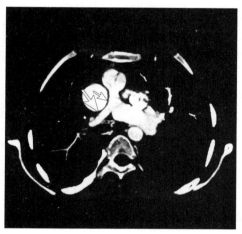

图 4-4　肺动脉狭窄

CT 横断面图像上能够清晰显示主肺动脉（箭头）和右侧肺
动脉（长箭头）发育细小

（二）间接征象

能够显示右心室肥厚，同时显示伴有的其他先天性畸形等。

四、法洛四联症

法洛四联症是由先天性的室间隔缺损、主动脉骑跨、肺动脉狭窄及以后继发的右心室肥厚组成，在先天性心脏病中占12%～14%，在发绀型心脏畸形中则居首位，占50%，男女发病之比约为1∶1。法洛四联症以室间隔缺损与肺动脉狭窄为主要表现。缺损多在膜部，一般较大，达 10～25mn。肺动脉狭窄使右心室漏斗部肌肉肥厚呈管状或环状狭窄，主动脉向前、右方移位；又因肺动脉狭窄，心脏收缩期大部分血射向主动脉，使主动脉管径增粗，为肺动脉的 3～4 倍。右心室因喷出处梗阻而肥厚。

CT 可显示动脉转位及心脏房室的大小。在心电门控下增强 CT 扫描、MPR 以及三维重组能够清晰显示各种解剖结构的异常（图 4-5）。

1. 肺动脉狭窄

于右心流出道至肺动脉层面可见流出道肌肥厚致使其不同程度狭窄。可以观察主肺动脉、左右肺动脉发育情况，是否有狭窄等。

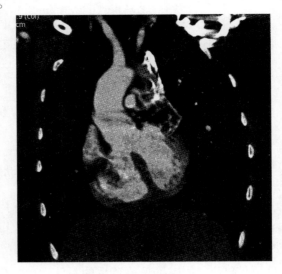

图 4-5 法洛四联症

主动脉增粗，骑跨于主动脉和肺动脉之间，室间隔缺损

2. 室间隔缺损

主动脉瓣下室间隔中断为膜部缺损的表现；于肺动脉瓣下室间隔中断为嵴上型缺损；于心室肌部间隔中断为肌部缺损。

3. 主动脉骑跨

于主动脉根部水平，显示主动脉窦前移，主动脉增粗扩张骑跨于室间隔上。

4. 右心室肥厚

MSCT 能够较满意地显示右心室大小、形态及漏斗部的发育情况。右心室壁增厚，甚至超过左心室壁的厚度。右心室内的肌小梁明显增粗。

5. 体-肺侧支循环

CT 三维重组能够清晰显示体-肺侧支循环的情况。

五、先天性主动脉缩窄

先天性主动脉缩窄占先天性心脏病的 6%～10%，本病多见于男性，男女发病之比为（3 : 1）～（5 : 1）。90% 以上缩窄发生在左锁骨下动脉开口远端、动脉导管或韧带所在区域（峡部）。胚胎时期主动脉供血分为上、下两部，两部的交界是与动脉导管相连的主动脉峡部。峡部血流量与动脉导管发育有着直接的关系，若峡部血流量过少，将导致该部发育不全、狭窄以致闭锁。

主动脉缩窄分为两型。①单纯型（成人型），主动脉缩窄位于峡部，动脉导管已闭锁，不合并其他畸形。②复杂型，又分为两个亚型。婴儿型：并发 PDA 等其他心血管畸形，缩窄位于动脉导管的近心端者常有分界性发绀。缩窄位于动脉导管的远心端者常有肺动脉高压。不典型型：见有并存主动脉弓发育不全，波及无名动脉和左锁骨下动脉之间，形成狭窄；或见仅并存头臂动脉开口部狭窄；或见有部位不典型或多发狭窄。侧支循环形成与主动脉缩窄的部位及程度相关。

（一）CT 增强检查（图 4-6）

（1）能够显示主动脉缩窄的部位、程度和范围，能较准确地测量缩窄部的管腔内径、病变长度，能清楚显示缩窄远、近端主动脉状况，常可见升主动脉扩张及缩窄远端主动脉的狭窄后扩张等表现。

（2）能够显示并存的动脉导管未闭，其呈鸟嘴状或管状，由升主动脉前壁伸向左肺动脉，能测定动脉导管的大小，并能显示动脉导管与缩窄处的关系，从而可确定主动脉缩窄是导管前型还是导管后型。

（3）能够了解主动脉弓有无发育不良及狭窄程度。

（4）侧支循环状况，其中以锁骨下动脉 – 肋间动脉系统最常见。

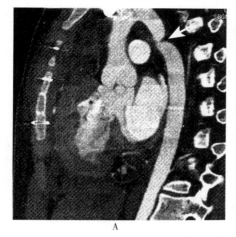

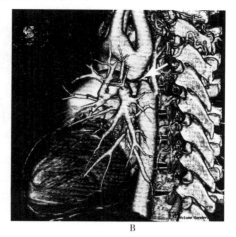

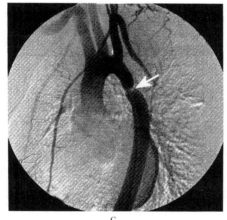

图 4-6 先天性主动脉缩窄

A. 斜位 MPR 图像；B. VR 图像；C. DSA 造影。于主动脉峡部可以清晰显示主动脉明显狭窄（箭头），狭窄段范围较短。DSA 造影表现与 CT 血管成像一致（长箭头）

（二）三维重组

对主动脉缩窄作三维重组能更直观地显示缩窄部的管腔内径、病变长度、部位、有无动脉导管未闭及侧支循环的解剖细节等。

（刘　岷）

第五章

消化系统疾病 CT 诊断

第一节　食管疾病

一、食管癌

食管癌是消化系统中预后最差的恶性肿瘤。病理学上绝大多数是鳞状细胞癌；腺癌仅占少数，主要发生在食管-胃连接部；更为少见的有假肉瘤和癌肉瘤，或被统称为梭形细胞肿瘤。

（一）临床特点

早期食管癌生长缓慢，当出现症状时，肿瘤多已为进展期癌，目前有 40%～60% 的患者不能根治切除。由于食管的绝大部分没有浆膜覆盖，纵隔内的邻近结构如心脏、主动脉、气管、支气管、肺等，存在着直接受侵的危险。淋巴转移可以引起淋巴管的阻塞导致逆流，因此淋巴结的转移可以沿着纵隔纵向分布；肿瘤累及纵隔和腹部淋巴结的概率是相等的，下段食管癌发生腹部淋巴结转移的概率最高，上段食管癌约有 1/3 的患者发生膈下转移。因此，在所有应用 CT 进行食管癌分期的病例都应包括上腹部。正确的分期关系到治疗方案的合理选择，根据肿瘤的进展程度决定治疗方案，对于改善预后有着十分重要的意义。

（二）CT 表现

1. 管壁增厚

食管癌引起的管壁改变，常需要结合其他影像学所见综合进行判定。当食管壁厚度超过 5 mm 时应视为异常。食管癌引起管壁增厚早期主要表现为偏心性的不对称管壁增厚，进一步可发展为全周性的增厚。一般长度大于 2 cm，头侧的分界为膨胀的气-液面，尾侧的病变范围有时不易确定。CT 显示的病变长度一般比实际情况短，但这并不影响 TNM 分期，因为 TNM 分期注重的是病变的浸润深度而非病变的长度（图 5-1）。

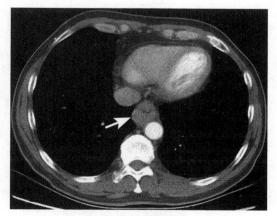

图 5-1　食管下段癌

下胸部增强 CT 扫描，可见食管壁环周增厚及强化，管腔狭窄（箭头）

纵隔内食管周围在正常情况下存在脂肪线，当出现癌肿浸润时脂肪线消失，虽然存在脂肪线可以排除壁外浸润，但是没有脂肪线并不表明有浸润，患者有恶病质、手术、放疗等都可以使脂肪线消失，如果可疑受累部位处的脂肪线消失，而上下层面显示完整的脂肪线时，则有可能是肿块浸润所致。

值得注意的是，单纯的食管壁增厚也可见于食管静脉曲张、炎症、瘢痕和平滑肌瘤等。

2. 气管、支气管侵犯

正常情况下，上纵隔内食管紧贴气管和左主支气管后壁，不能简单地凭借肿瘤与气管或支气管间的脂肪层消失而认为有浸润，因此只有当脂肪层消失，而邻近上下层面仍存在脂肪层时才可能诊断浸润。气管、支气管受侵的征象如下。

（1）食管肿块侵入气管或支气管或使之移位，管腔可受压变扁，也可表现为气管或支气管壁的增厚。

（2）气管受压内凸。通常情况下，因为气管后壁没有软骨支撑，在呼气时向内凸，但在深吸气时气管后壁不应向内凸而应变平或向外凸，如果在CT扫描的吸气像时看到肿块突出于气管或主支气管后壁，则可诊断为受侵。这个标准有一定的限度，首先，CT扫描时必须是吸气像，其次，这个标准不适用评价颈段食管癌，因为正常时颈段食管常突出于气管的后壁，另外，也可由食管远端阻塞引起的食管扩张所致。

（3）肿块造成的食管气管瘘。

3. 大血管受侵

尽管食管与降主动脉在纵隔内关系密切，但食管癌并不常累及主动脉。因此CT确诊主动脉受累时应慎重。食管的中1/3段与主动脉间的脂肪层在正常人中常缺失，浸润性食管癌将增加二者的接触机会。在正常人中食管、主动脉、脊柱间存在一个脂肪三角，此三角消失预示着主动脉受侵（图5-2）。

腔静脉的压力较主动脉低，管壁较薄，受侵时常表现为管壁受压变形和管壁的不规则。

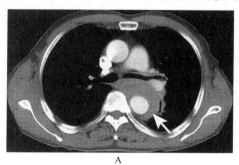 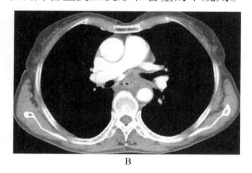

A   B

图5-2 食管癌侵及主动脉

增强CT扫描，示胸段食管癌完全包绕胸主动脉，接触面积超过90°（箭头）

4. 心包与纵隔胸膜受侵

食管癌心包受累的CT表现存在一些问题，可采用的诊断标准是脂肪线的消失。如果有脂肪线分隔食管肿瘤与心包，说明心包无受累。一些患者由于纵隔内没有足够的脂肪，而不能对心包受累作出正确诊断。如果上下层面可见心包有脂肪间隙存在，而病灶层面没有脂肪间隙，则认为有心包受侵。如所有层面均无脂肪间隙则诊断时应慎重。

由于食管走行区临近后纵隔胸膜，当纵隔胸膜明显外突和不光滑时提示纵隔胸膜受侵。利用肺窗观察，可较好地显示胸膜受侵外突的形态。

5. 纵隔淋巴结肿大

由于食管有丰富的淋巴管网，且缺少浆膜，因此食管癌转移至局部淋巴结比转移至远隔器官更为常见。

淋巴结的大小与转移有很大的关系。大部分观点认为食管周围区域、纵隔及其他部位的淋巴结直径超过10 mm，是转移的标志。由于炎性疾病也可引起局部淋巴结肿大，因而CT诊断淋巴结转移时应格外小心。此外，有些淋巴结虽然受累但体积并不增大，5 mm 以下的淋巴结出现转移者并不少见，这给 CT 诊断带来一定难度。

增大淋巴结出现的部位，对于诊断有一定的意义。气管分叉部淋巴结显示肿大者，有不少并非由转移所致，即使超过 10 mm 以上的增大，也仍有约 25% 的病例无转移。右上纵隔的淋巴结的转移阳性率很高，即使是未增大的淋巴结，也有很高的转移率，5 mm 以下者如果淋巴结在形态上表现出特征性的改变，则也可认为存在转移。

淋巴结的形态与是否转移有密切的关系。淋巴结形态呈扁平、边缘模糊者转移的可能性较小；而卵圆形或球形、边缘清晰锐利者转移的阳性率较高；特别是淋巴结的中心部出现坏死者，首先考虑是转移。

6. 膈下转移

上腹部淋巴结是食管癌经常转移的部位，好发于肝胃韧带。肝胃韧带在 CT 上表现为由胃小弯向肝内侧面的脂肪密度区。肝胃韧带内大于 8 mm 直径的软组织肿块，常表示为增大的淋巴结。诊断肝胃韧带内淋巴结肿大时有两个易犯的错误，首先，肝胃韧带外的正常结构可由于 CT 的部分容积效应而显示位于其内，上腹部的胰腺最易被误认为肝胃韧带内增大的淋巴结；另外，其他肝胃韧带内的不正常结构也可被误诊为增大的淋巴结，如累及冠状静脉的静脉曲张、小的分散的脓肿等。

二、食管良性肿瘤

（一）食管平滑肌瘤

食管平滑肌瘤大多起源于食管壁的平滑肌，偶可发生于黏膜或血管的平滑肌，因而多见于食管下段，其次为中段，发生在上段者仅为少数。平滑肌瘤约占食管良性肿瘤的 50%，病程一般较长，症状多不显著，可有胸骨后不适或咽部异物感及吞咽困难等症状。有报道吞咽困难的程度与肿瘤的大小与部位无必然联系，而取决于肿瘤环绕管腔的程度。高位巨大的肿瘤可压迫气管或上腔静脉，引起呼吸困难或上腔静脉综合征。

CT 可清楚地显示平滑肌瘤的范围、大小、生长方式以及肿瘤的内部结构，肿瘤表现为食管壁偏侧性的肿块，造成食管壁的局限性增厚，肿块为软组织密度，其内密度均匀，边缘光滑，境界清楚，偶可见肿瘤内出血及钙化。增强后肿块可有均匀强化。当肿块形态不规则、密度不均、中心有坏死时，平滑肌肉瘤的可能性较大（图 5-3）。

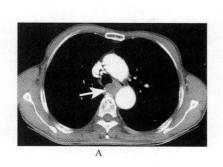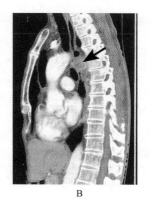

| A | B |

图 5-3　食管平滑肌瘤

A. 增强 CT 主动脉弓下方水平扫描；B. 经食管水平矢状多平面重组（MPR），可见主气管后方、食管右侧见一软组织团块影（箭头），密度均匀，轮廓光滑，与食管关系密切，食管管腔受压变形

（二）食管囊肿

食管囊肿因组织学发生不同，可分为食管重复囊肿、食管支气管囊肿、食管胃囊肿和食管包含囊肿。食管重复囊肿占消化管重复囊肿的第二位，约 60% 的食管囊肿位于食管下段的偏右侧，囊肿位于

食管黏膜内，正常情况下不穿透黏膜，囊内含类黏液。食管囊肿可发生出血，偶有恶变。由于囊肿存在溃疡和穿孔的可能，一般需手术治疗。

大部分的食管囊肿没有临床症状，部分患者可能有吞咽困难、胸痛、反流、阵发性咳嗽、呼吸困难、哮喘和反复发作的肺炎等症状。这些症状大多是由于囊肿出血或感染使囊肿增大，导致食管的变形或功能不良。

食管囊肿在 CT 上表现为圆形或类圆形密度较均匀的低密度肿块，位于后纵隔，病变边缘光滑，不向周围侵犯。注射对比剂后无增强效应。尽管鉴别气管囊肿和食管囊肿有时很困难，但这是纵隔内囊肿性病变鉴别诊断时必须考虑的内容，尤其是当囊肿位于右后纵隔并邻近食管时。

应注意鉴别的疾病有平滑肌瘤、脂肪瘤、纤维脂肪瘤、神经纤维瘤病等。

三、食管静脉曲张

在食管黏膜下层和食管周围各有一组静脉丛，汇集食管的静脉血，食管任何部位的静脉回流障碍均可引起食管静脉曲张。根据病变发展的部位可分为位于食管下段的上行性食管静脉曲张和位于食管上段的下行性食管静脉曲张两种。

食管静脉曲张的主要 CT 表现：CT 不是食管静脉曲张的首选检查，因为 CT 与食管钡造影检查食管静脉曲张的敏感性相近（约85%）。但 CT 检查能进一步明确静脉曲张的范围和程度；对食管旁静脉曲张为主的食管静脉曲张以及静脉曲张硬化剂治疗后的随访具有肯定的价值；对胃底静脉曲张的显示率高于普通钡餐检查；可同时观察引起静脉曲张的原因。

应用 CT 诊断食管静脉曲张，通常需要进行增强扫描，必要时可做动态增强扫描。正常食管静脉注入造影后，食管壁密度明显均匀强化，因此食管壁显著的增强效应而无异常表现并不说明有食管疾病。

食管静脉曲张硬化剂注射后，增强扫描示食管壁增厚，黏膜下被栓塞的曲张静脉不充盈呈低密度，而增强的黏膜层及外侧肌层呈环形高密度（图5-4），伴有邻近结构的水肿等。CT 能发现食管静脉曲张硬化剂注射后的并发症如食管壁的坏死、穿孔、纵隔炎、胸腔积液。多次硬化剂注射可造成食管壁的纤维化增厚。

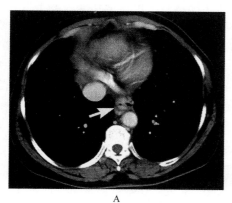 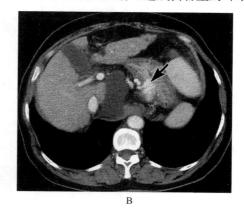

A   B

图 5-4 食管-胃底静脉曲张（肝硬化）

增强 CT 扫描下段食管（A）及贲门水平（B）。食管壁多个向腔内突起的明显强化条或结节，胃底部见胃壁内及胃周管状明显强化区（箭头）

（刘瑞华）

第二节 胃部疾病

胃是消化管道中最为膨大的部分，有着极为重要的生理功能，收纳来自食管的食物；混合食糜并将其输向肠内；分泌消化液（胃酸，消化酶）；分解蛋白、脂肪及凝乳等。胃的位置、形态可随人的体型、体位、胃肌张力、胃腔充盈度及邻近脏器的影响而不同。正常成人胃的容积平均约为 2 000 mL，随其容纳食物的多寡而变化。

一、胃癌

胃癌是最常见的癌肿之一。在我国占胃肠道恶性肿瘤的第一位，在某些高发地区甚至居全身癌肿的第一位。发病年龄以 40~60 岁多见，但 <40 岁者仍占 15%~20%，男女之比约为 3.19 ：1。胃癌的发病与生活水平、生活习性及生活方式关系极大。近年来，随着国内生活水平的提高、饮食习惯的改变（霉变、腌制食物的减少，冷冻食品的普及，蛋白及脂肪类食物的增加），胃癌的发生率显著下降。

目前认为胃癌的发病与许多疾病有关，如胃息肉，特别是直径 >2.0 cm 者，胃溃疡、慢性萎缩性胃炎、胃酸缺乏症、恶性贫血等，统称为癌前病变或癌前状态。近年来更发现幽门螺杆菌（Hp）也是胃癌发生的重要因素之一，认为 Hp 感染后产生的氨可中和胃酸，引起低胃酸，使分解硝酸盐的细菌在胃内滋生，产生亚硝酸盐类物质而导致胃癌的发生。

（一）临床表现

胃癌早期常无临床症状，并不会促使患者前来就诊或做检查，这是临床诊疗中，早期胃癌病例较少的主要原因。不少中晚期胃癌，其临床症状也并不明显、不典型，类同于慢性胃炎或胃十二指肠溃疡的症状，可出现程度不同的上腹部不适、隐痛、嗳气、反酸、黑便等症状；待到主诉有食欲减退、消瘦、体重减轻、呕吐或进食梗阻感时，病变大多已进入到中晚期；更有些病例甚至表现为肝肿大、腹水、贫血等恶病质，腹部或锁骨上淋巴结肿大等远处转移的症状出现方来就诊。

（二）CT 表现

CT 能直接显示胃癌在胃壁内生长及向腔内、腔外扩展的情况，还能观察肿瘤侵犯邻近器官，淋巴结增大和远处转移的存在。胃癌的早期，胃壁通常不增厚（ⅡC、Ⅲ型）或增厚不明显（Ⅰ、ⅡA 型），难以被 CT 检查所确认作出诊断（图 5-5）。中晚期胃癌在 CT 上表现为病变区胃壁异常增厚或形成突向胃腔内、腔外的肿块（图 5-6）。

为使胃 CT 检查满意，病变显示清楚易于判断，特别强调检查前的患者准备、检查中的对比剂增强扫描和检查后的图像处理。检查前足量饮水，并辅以应用低张药物，可使胃适度充盈、扩张；螺旋 CT 三期（注射对比剂后 25~30 秒为动脉期，70~80 秒为非平衡期，180~240 秒为平衡期）增强扫描在一定程度上可反映胃癌血供特点，大多数胃癌病灶在动脉期显示最清楚，少数病灶在非平衡期显示最清楚。胃癌平均强化程度以门脉期最为显著。动脉期扫描对于发现病灶及估计肿瘤横向蔓延范围有价值，平衡期则能正确性评估肿瘤浸润深度，非平衡期对于探查肝内转移灶是必不可少的。

螺旋 CT 后处理软件丰富，可进行重叠重建、多平面重组、三维重组及仿真内镜成像等。MPR 图像可以从不同的角度对兴趣区进行观察、更好地显示病灶形态和精确定位及判断邻近组织和器官受侵情况。

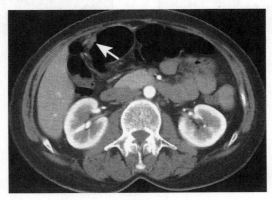

图 5-5　胃体前壁早期胃癌

增强扫描见胃体部前壁局限性增厚（箭头），强化的
黏膜层略不规则，局部胃壁内凹

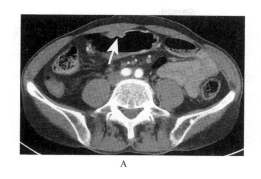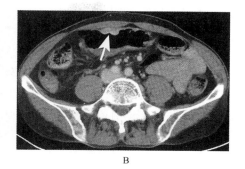

图 5-6　胃窦小弯溃疡型癌（T2 期）

A. CT 增强扫描动脉期；B. CT 增强扫描静脉期。胃窦小弯局限性壁增厚，伴中央凹陷（箭头），病变已侵及肌层，但浆膜面仍光整、完好

1. 胃壁异常增厚

胃癌的最重要 CT 表现是病变区胃壁的局限性增厚，为病变自黏膜面向深层浸润的结果。病变未侵及浆膜层则胃壁外缘尚可保持光整的轮廓，反之则外缘多不光整，出现结节样改变。增厚的病变段大多限于胃壁的一侧，其胃壁腔面常不规则，有时尚可显示有微凹的溃疡，与邻接的正常胃壁分界不清。浸润性生长呈胃壁环形增厚的胃癌，在 CT 上可显示双侧胃壁局限性或广泛性增厚（皮革样胃），造成胃壁僵硬，胃腔不规则狭窄变形（图 5-7）。团注对比剂增强扫描，病变段胃壁较正常段胃壁明显强化。

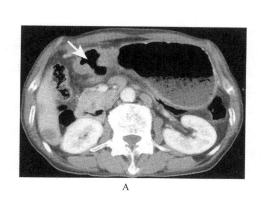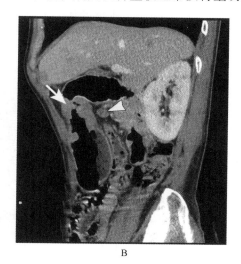

图 5-7　胃窦局限性环形浸润型癌

A. 轴位增强；B. 矢状位 MPR 图像。胃窦部胃壁环周增厚（箭头），浆膜面毛糙；全层不均匀强化。胃小弯见肿大淋巴结（短箭号）

2. 腔内、腔外肿块

肿瘤向腔内、腔外生长时，CT 可极清楚地于扩张的胃腔内、胃腔外或腔内外显示不规则形态的软组织肿块，伴有病变附着处胃壁的增厚。癌肿表面有溃疡或坏死腔形成时，CT 可于瘤灶内见腔内对比剂充盈区或低密度区。团注增强扫描时，由于癌瘤组织的增强，显示更为清楚，但胃癌团块的增强效应不如浸润型和硬性癌显著。

一种并不多见的胃外生性腺癌，常发生于胃体和胃窦部。肿瘤主要向胃腔外生长，形成一个巨大的软组织肿块，直径可达 5～14 cm，肿块与胃壁附着很少，容易在钡餐检查时被遗漏。有报道一例上腹部胎头大小的实质性肿块，有一定的活动度，钡餐检查时胃腔与胃壁均未见明显异常，CT 检查时也难以否定病变是起源于肝左叶、后腹膜，手术证实为胃腺癌附着于胃窦大弯侧。

3. 肿瘤向胃周侵犯

胃癌一旦累及浆膜，CT 表现为浆膜面毛糙，胃壁轮廓不清，即提示存在胃癌向腹腔内扩展的可能。突破浆膜，浸润胃周后则可显示胃周脂肪层模糊，密度略增高，并显示有不规则条带状致密影。继而，可直接侵入邻近脏器和组织，大网膜、胰和横结肠等最常受侵犯。CT 表现为脏器间脂肪间隙完全消失，癌块与受侵脏器紧密相接，并在这些器官中出现由癌肿组织所造成的癌性浸润和肿块效应等改变。螺旋 CT 对胃癌向邻近组织侵犯诊断准确率为 81.8%～100%。对胰腺受侵的诊断准确率较低，仅为 73%。

4. 淋巴结转移

淋巴结转移是胃癌的扩散方式之一。由于胃壁内淋巴网间存在着广泛的相互交通，故胃部病变的部位与淋巴回流和淋巴结增大之间关系并不如结、直肠癌那样很具规律。CT 较易发现和确认的是肝胃韧带、腹腔动脉根部和肝十二指肠韧带内增大的淋巴结。肝胃韧带内转移的淋巴结为位于肝下面和胃小弯之间脂肪组织内的分叶状软组织密度结节；通过连续图像观察可以与胃左动脉和胃冠状静脉的分支作出鉴别。腹腔动脉根部淋巴结则可沿着胃小弯围绕腹腔干周围分布。肝十二指肠韧带内淋巴结则围绕胰头分布酷似胰头肿块，而幽门下区和胃脾韧带内的淋巴结则较难以发现。CT 发现后腹膜、胰腺后方、肠系膜上动脉根部、腹主动脉旁的淋巴结较易，对该处淋巴结的定性诊断极为重要。

CT 对胃周淋巴结的检出率，取决于 CT 设备和检查方法、淋巴结的大小与部位。双体位（仰卧＋俯卧）扫描对淋巴结的检出率较高。通常 CT 难以对被检出的淋巴结定性。有许多学者试图从淋巴结的大小（≥10 mm）、淋巴结的短轴/长轴（＞0.7）以及增强反应（＞100 Hu）和特征（环状强化）来判断淋巴结受侵。但不可否认的事实是胃癌的淋巴结转移常与胃周 CT 检出的淋巴结大小并不一致，较大的淋巴结可以是非癌性的，而较小者甚至未能被 CT 检出者，却可以是癌性转移。这是 CT 对胃癌做分期评估时另一个造成高估或低估的主要因素。

5. 远处转移

胃癌可通过血行、种植方式转移至远处脏器。血行转移以肝脏最为常见，肺、骨、脑、肾上腺等处则较少见。脱落的胃癌细胞还可种植于腹膜、大网膜及盆腔内脏器（卵巢、子宫）等处。CT 显示腹膜转移的征象有腹水、肠壁增厚、腹膜脂肪成分密度增加、腹膜结节和肾盂积水。CT 对腹膜转移的总诊断率是 37.4%。腹膜种植的扩散程度分为：轻度，扩散局限在横结肠以上的邻近腹膜；中度，远处腹膜的几个部位种植；重度，远处腹膜的多个部位种植。

CT（增强、动态扫描）显示肝转移灶较敏感，特异性也较高。胃癌的肺转移为肺间质组织内淋巴性转移，CT 扫描时需采用"肺"窗进行观察。CT 对腹膜、网膜和盆腔种植性转移灶的发现较难。癌结节往往出现于腹水形成后。种植转移中，较为特征的 CT 表现有大网膜被癌浸润、粘连，于腹前壁形成的"网膜饼"（图 5-8）；多见于年轻女性胃癌患者的单侧或双侧卵巢种植转移的库肯勃瘤，CT 表现为一侧或两侧性卵巢混合性囊实性或实质性肿块，伴有中到大量腹水。

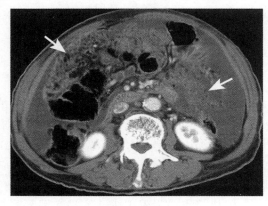

图 5-8　晚期胃癌大网膜转移——网膜饼

增强 CT 扫描。大网膜被固定于右侧腹膜下成饼样形态，其中密集着强化的小转移灶（箭头）。腹腔见大量积液

二、胃复发癌与残胃癌

胃复发癌是指手术难以清除的较少转移灶或上、下切端残留的少量癌细胞又重新长大，再次引起症状。胃癌复发多在胃癌术后 1~3 年内。而残胃癌则是指因非肿瘤性病变而行胃部分切除术 5 年以后发生于残胃的原发性癌瘤。Billroth Ⅰ式或Ⅱ式术后均可发生残胃癌。胃溃疡术后的残胃癌发生率较十二指肠溃疡术后高 2~3 倍。

胃癌或非癌手术后如出现腹块、梗阻、消瘦、贫血和肝肿大，应考虑为胃复发癌或残胃癌。胃癌复发的形式有胃周局部（原胃床附近）淋巴结复发、脏器转移和吻合口复发，以淋巴结复发最常见。

残胃和吻合口复发可表现为受侵胃壁和吻合口僵硬、毛糙，黏膜皱襞消失、增厚，出现不规则龛影或充盈缺损（图 5-9），如果残胃和吻合口环行浸润，则表现为分界清楚的局限性狭窄、甚至吻合口梗阻。

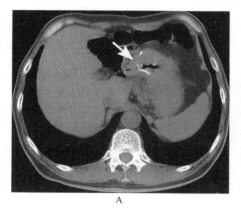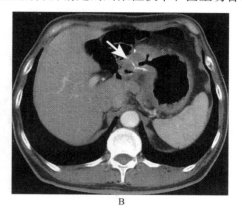

A   B

图 5-9 胃术后残胃吻合口癌

A、B. 增强 CT 扫描。胃大部切除 Billroth Ⅰ式吻合术后，见残胃出口阻塞（箭头），周围胃壁增厚

尽管双重对比钡餐造影是发现残胃癌变的有效方法之一，但由于胃手术方式的多样性，给胃、十二指肠术后钡剂检查及其征象分析造成了一定的困难。胃肠壁折叠形成的充盈缺损、吻合口水肿、缝线处肉芽肿形成和胃肠术后的畸形改变以及术后胆汁反流引起的残胃黏膜急、慢性炎症改变和增生性息肉形成等常都会造成 X 线表现复杂化。使术后肿瘤复发诊断困难。

CT 对胃癌术后随访复查的作用也是显而易见的，可了解有无肿瘤复发，发现胃肠道外（吻合口周围、淋巴结、其他脏器）的转移病变。胃癌术后局部复发的 CT 表现有：沿残胃浆膜面淋巴转移造成的胃床密度增高；腹膜播种转移造成的局部网格状阴影以及腹腔及胰周淋巴群转移形成的肿块等（图 5-10）；此外，对术后并发症，如术后脓肿、出血、吻合口梗阻及其原因、输入袢梗阻、吻合口瘘等，均具有重要作用。故 CT、钡剂造影和内镜活检的联合应用相互弥补，可提高早期残胃和复发癌的检出率。

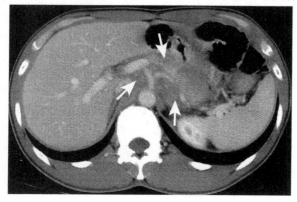

图 5-10 胃癌术后复发

残胃环周胃壁增厚，伴腹腔干周围包绕软组织密度肿块（箭头），考虑为淋巴结转移

三、胃淋巴瘤

胃是胃肠道器官中最多发生淋巴瘤的部位，占50%以上。25%的淋巴结外淋巴瘤发生于胃。胃淋巴瘤占胃恶性肿瘤的2%~5%，大多为非霍奇金淋巴瘤。胃恶性淋巴瘤有原发性与继发性之分。病变局限于胃和区域性淋巴结者为胃原发性淋巴瘤（>50%），而全身淋巴瘤伴有胃受侵者为胃继发性淋巴瘤。

（一）临床特点

1. 黏膜相关淋巴组织淋巴瘤

黏膜相关淋巴组织淋巴瘤是一种非霍奇金淋巴瘤的亚型。可见于肺、乳房、膀胱、眼结膜、肾、肝、皮肤、唾液腺、甲状腺、胸腺、自身免疫病和慢性感染性疾病患者中。多数发展缓慢，预后较好。

低度恶性黏膜相关淋巴组织淋巴瘤病变常限于黏膜和黏膜下层，但可穿破肌层，并累及淋巴结。CT表现为胃皱襞明显增厚、黏膜下肿块、黏膜息肉样病变和溃疡（图5-11）。

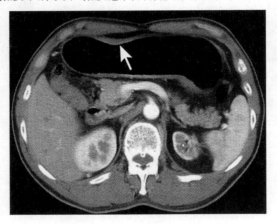

图5-11　胃黏膜相关淋巴组织淋巴瘤

增强CT扫描。胃角前壁局限性增厚（箭头），黏膜面尚光整，与邻近正常胃壁分界不清

2. 胃恶性淋巴瘤

原发性胃恶性淋巴瘤起自黏膜层，并向黏膜下层和肌层呈浸润性生长。病变可单发或多发；可局部侵犯，也可侵及全胃。

胃恶性淋巴瘤的发病年龄较胃癌为轻，平均年龄为42.3岁，男性稍多见于女性。最常见的临床症状和体征有上腹痛、恶心、呕吐、厌食、上胃肠道出血及上腹部扪及肿块，偶可表现为自发性胃穿孔症状；而继发性胃淋巴瘤则可出现发热，体重减轻，肝、脾肿大等全身症状。虽然胃淋巴瘤的临床表现并不具有特异性，但通常其症状较轻，出现较晚，病程较长，全身情况相对较好，其所呈现的病变大小和程度并不相称是特征。

（二）CT表现

局限于胃黏膜或黏膜下层的早期淋巴瘤，其病理形态上大多以凹陷性病变为主，于胃双重对比造影片中可表现为较浅的不规则形溃疡，周围黏膜因淋巴瘤的浸润而呈现小结节影，但也有表现为黏膜皱襞增粗或表面有溃疡的黏膜下肿块，很难与早期胃癌作出鉴别。CT检查对这类病变的显示较困难。

晚期淋巴瘤病变常较大，大者直径可大于10 cm。病变可发生于胃的任何部位，但以胃窦和胃体部多见。根据其大体病理特征，CT检查时可以呈现胃淋巴瘤的浸润、肥大和息肉的特征性改变，表现为胃壁广泛性或节段性浸润增厚（图5-12）。节段性胃壁浸润者较多位于胃近端。而广泛性胃壁增厚者其浸润长度可超过全胃的 1/2，胃壁浸润增厚平均可达 4~5 cm，文献报道甚至可达 8.0 cm者。胃壁的不规则增厚使胃壁内、外缘均不整齐，内缘受侵使胃腔变形、变小，但在胃不同充盈情况下，其大小、形态可有改变，提示胃壁尚具有一定的柔软性。胃外缘受侵通常仍能显示其胃周脂肪层，也不常侵犯邻近器官。增厚的胃壁密度均匀，静注对比剂后也常呈一致性增强，其强化程度较胃皮革样癌 CT 值低 10~20 Hu。在胃壁增厚的基础上，CT 有时尚可显示增粗肥大的胃皱襞；突向胃腔内的息肉样肿块伴或不伴溃疡，尤其见于伯基特淋巴瘤中。晚期胃淋巴瘤可经幽门蔓延至十二指肠。CT 上显示十二指肠较长范围的浸润增厚，结节样肿块，空腔形成等病变。继发性胃淋巴瘤 CT 还可发现有肠系膜和（或）腹膜后淋巴结肿大，肝、脾肿大等改变。当胃淋巴瘤的增厚胃壁中出现非均匀性、有液体密度存在于胃壁内时，需警惕有穿破或窦道形成可能，这一改变特别易在化疗过程中发生，且可早于临床症状出现。

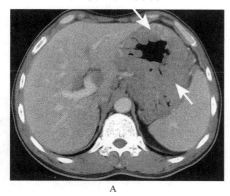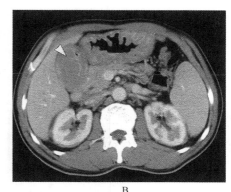

图 5-12　胃恶性淋巴瘤

增强 CT 扫描。A. 胃体部黏膜异常增粗，胃壁增厚（箭头），柔软；B. 下方层面，胃角胃窦部（箭号）增厚，平扫 CT 值为 24 Hu，增强后为 48 Hu

（三）CT 鉴别诊断

在 CT 检查中，胃恶性淋巴瘤与胃癌的鉴别有时较为困难，下列几点有参考价值：胃淋巴瘤时，平均胃壁增厚（4~5 cm），厚于胃癌（2 cm）；胃淋巴瘤的胃壁浸润虽厚，与其柔软度常不一致，胃浸润型癌则多见胃壁僵硬；胃淋巴瘤的胃腔缩小较胃癌少见；胃淋巴瘤时，胃周脂肪消失与邻近脏器侵犯不及胃癌常见；增强 CT 扫描时，胃淋巴瘤的强化幅度不及胃癌高；胃淋巴瘤伴发的腹内淋巴结常较胃癌的转移性淋巴结为大；CT 上显示位于肾蒂平面以下的淋巴结也较胃癌多见。

四、胃肠道间质瘤

胃肠道间质肿瘤大多为单发、较大的、腔内（外）生长的肿块，以腔外肿块多见，腔外或肿瘤表面易形成溃疡，中心多发生坏死（图 5-13），CT 平扫和增强扫描上的表现与恶性平滑肌肉瘤极相似，两者常不能在影像学上作出鉴别。胃肠道间质瘤（GIST）的良恶性鉴别较困难，发生于胃的 GIST，恶性者要显著多于良性［（3：1）~（5：1）］。

五、胃类癌

胃类癌是一种发生于胃肠道，能产生多种血管舒缩物质的内分泌肿瘤，其中 2%~3% 可发生在胃。由于肿瘤细胞胞浆内含有嗜银染色的嗜红颗粒，故又称为嗜银细胞瘤。胃类癌主要分泌 5-羟色氨酸，它极少有内分泌功能。本病有向周围或肝转移倾向。但即使转移仍可生存较长时期，预后较好。胃类癌病变大多在胃窦部小弯侧黏膜下，1~4 cm 大小肿块。CT 作用在于对已知类癌患者确定是否有肝转移（图 5-14）。

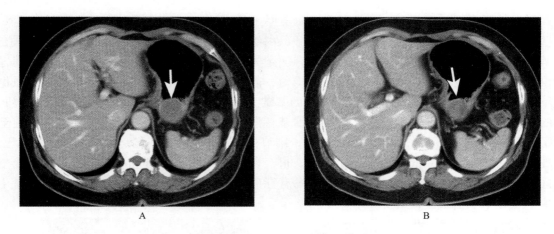

图 5-13　胃底部恶性间质瘤

A、B. 增强 CT 扫描。胃底部见凸向胃腔内的实质性肿块；B. 增强扫描门脉期不均匀强化，表面黏膜强化连续完整，提示肿物为黏膜下起源

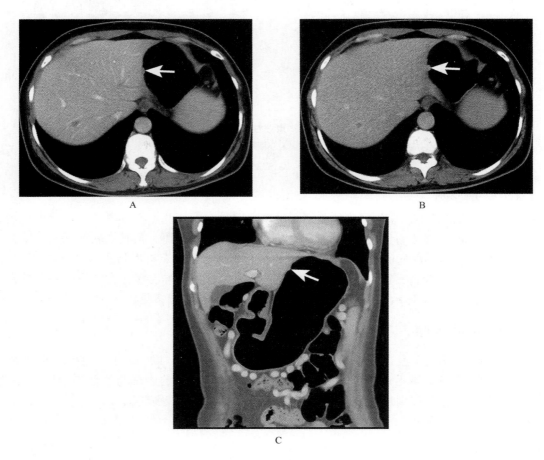

图 5-14　胃类癌

A、B. 增强 CT 扫描轴位。胃体上部小弯侧胃壁隆起小结节（箭头）；C. 冠状位显示结节凸向胃腔（箭头）

六、胃平滑肌源性肿瘤

胃是胃肠道平滑肌源性肿瘤最多发的部位。胃平滑肌源性肿瘤包括良性平滑肌瘤和恶性平滑肌肉瘤以及虽分属于良性但可有淋巴结和肝转移的平滑肌母细胞瘤，是胃的非上皮性（黏膜下）肿瘤中最常见者。

（一）临床表现

男女发病比为 2 : 1，中老年人多见。常见临床症状有恶心、呕吐、上腹痛、贫血、肿块与上消化道出血等，有些患者甚至病变长得很大，仍没有症状。

（二）CT 表现

胃平滑肌源性肿瘤的病变部位以胃体部最多见，占 58%，胃底 19%，胃窦 11%，贲门部 11%，底-体交界和体-窦交界各占 1%。病变大多单发，也可多发，也有平滑肌肉瘤与胃肠道（食管／胃，胃／胃）癌共存，形成胃肠道多重原发恶性肿瘤（MPMT）。肿瘤起源于肌壁间，增大后向腔内黏膜面或向腔外浆膜面，也可向腔内、外双向突出形成软组织肿块。腔内生长的胃良性平滑肌瘤，有时可伴同覆盖其上的胃黏膜与其附着的部分胃壁一起暂时性地套叠入十二指肠第二段，形成典型的"套叠征"。向腔外生长的胃恶性平滑肌瘤可形成胃外巨大肿块，CT 常难以显示其胃壁局部增厚的附着处，易被误诊为肝、胰、肾肿瘤，甚至肠系膜肿瘤。

良性胃平滑肌瘤直径常 < 3.0 cm，恶性者肿块直径常 > 5.0 cm，但也见有 < 3.0 cm 为恶性肉瘤，> 5.0 mm 为良性者。除肿瘤大小外，良性平滑肌瘤 CT 上大多表现为均质密度（CT 值为 40 ~ 60 Hu），增强后呈均匀强化。而恶性平滑肌肿瘤（肉瘤）CT 常显示为一分叶状非均质性肿块及肿瘤内的出血、坏死、囊性变、溃疡形成和钙化以及不均匀的增强效应，肿块周边部分较中心部分强化明显。肿瘤还可直接向周围侵犯胰、结肠、脾等相邻结构或出现远处肝转移（图5-15）。

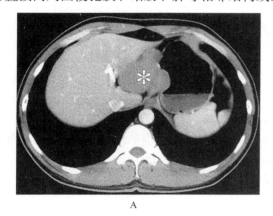 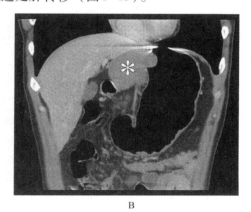

A   B

图5-15 胃底平滑肌瘤

增强 CT 扫描。A. 轴位；B. 冠状 MPR。胃体上部凸向胃腔外的分叶状肿物，增强扫描呈均匀低强化（星号）

七、胃底静脉曲张

胃底静脉曲张伴食管静脉曲张通常是由于肝内外静脉系统受阻，压力升高的门静脉血流需经扩张的胃冠状静脉系统与食管静脉丛之间的交通，经奇静脉汇入上腔静脉。

扩张的胃（底）静脉可造成病变处黏膜条状增粗，走行扭曲，也可呈现为多发散布的结节和较大的分叶状肿块。大多数情况下，依据其典型的 X 线表现和病史在良好的胃低张双重对比造影检查中能作出诊断，并能与癌肿、淋巴瘤、梅内特里耶病作出鉴别，并不需做 CT 检查。但对呈现为结节或肿块表现者，尤其是局限于胃底贲门部分布的胃静脉曲张，有时难以与胃贲门癌作出鉴别。增强 CT 扫描则可见该肿块影由明显强化的条状扭曲的血管影构成，且与胃腔间无分隔面（图5-16）。此外，CT 检查还能同时显示肝硬化、脾肿大，位于胃肝韧带内的扭曲、增粗的食管下静脉丛以及扩大的门静脉内径等门静脉高压的其他表现和诱发脾静脉阻塞的胰腺癌、慢性胰腺炎等病变。因此容易与胃贲门恶性占位病变（癌、肉瘤）鉴别，作出正确诊断。

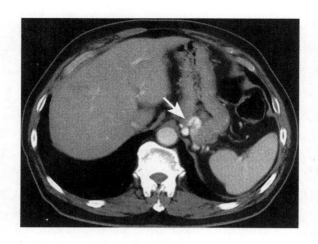

图 5-16　胃壁内静脉曲张

胃贲门下区胃壁内见高强化的管状结构，连续观察为曲张的静脉（箭头）

（刘瑞华）

第三节　十二指肠疾病

一、十二指肠腺瘤

与胃相反，发生于十二指肠的上皮性息肉大多数并不是炎症性的，而是腺瘤性息肉。其形态特征一般都表现为起自十二指肠第一段或第二段肠壁单个生长的光滑、无蒂的息肉样病变突向肠腔内（图 5-17）。十二指肠腺瘤性息肉通常无临床症状，仅是在进行钡剂检查时被偶然发现，并不需要 CT 检查。但发生于十二指肠乳头部的腺瘤，常易引起胆、胰管出口的阻塞，临床出现典型的阻塞性黄疸，CT 检查对此特别有帮助。在十二指肠腺瘤中值得一提的尚有绒毛状腺瘤和家族性大肠息肉病。

1. 绒毛状腺瘤

也是腺瘤性息肉之一。在大体形态上较其他腺瘤大，有多数叶状突起呈绒毛状，质柔软。十二指肠绒毛状腺瘤好发生于第二段，Vater 乳头附近，故有些患者可出现阻塞性黄疸症状。胃十二指肠绒毛状腺瘤较发生于结肠者，恶变危险性更大。其恶变概率与肿块大小直接有关，瘤块直径≥4.0 cm 者恶变率为 60%～80%。

2. 家族性大肠息肉病

是常染色体显性遗传病。除多发性肠道息肉外，该综合征还包含有肠道外表现（皮脂囊肿、颅骨骨瘤、广泛纤维增生引起纤维结构不良、纤维瘤、肠系膜和后腹膜纤维化）。随着影像检查技术的发展，发现在家庭性大肠息肉病患者中，50%～70% 有胃和十二指肠腺瘤性息肉发生。这类腺瘤较易恶变。十二指肠的腺瘤恶变最常见于十二指肠降段的壶腹区。文献资料显示本病患者中发生十二指肠壶腹周围癌的危险率较正常人群要高出 100～200 倍。

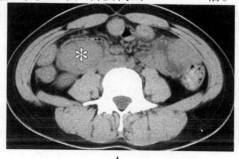
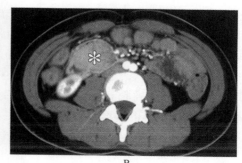

A　　　　　　　　　　　　　　　B

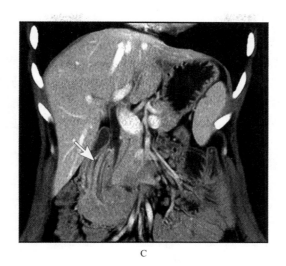

图 5-17　十二指肠球部腺瘤

A. CT 平扫；B. 增强 CT 扫描；C. 经十二指肠降段水平冠状 MPR。十二指肠降部与
水平部交界处凸向腔内的菜花样肿物（星号），基底位于内侧壁，并伴有肠周脂肪的
套叠表现（箭头）

二、十二指肠黏膜下肿瘤

发生于十二指肠的黏膜下肿瘤依次为脂肪瘤、平滑肌瘤、血管瘤和错构瘤，依靠良好的 CT 检查技术（采用适当的扫描体位，用对比剂充盈并扩张肠腔，薄层扫描），这些肿瘤均能被 CT 发现，平滑肌瘤 CT 通常表现为 <30 cm 大小，圆形、密度均匀的肿块，但 CT 不能对其作出定性诊断（图 5-18）。血管瘤在十二指肠极罕见。

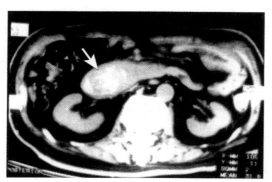

图 5-18　十二指肠平滑肌瘤

CT 平扫。十二指肠水平段内实质性肿块（箭头），内
有环形成层分布的钙化

十二指肠黏膜下脂肪瘤虽不多见，但 CT 对本病的诊断特别有价值。脂肪瘤是由成熟的脂肪被纤维性囊包围组成，在胃肠道脂肪瘤中，仅 5% 发生在胃和十二指肠，其中约 95% 位于黏膜下，向腔内生长；另外 5% 则位于浆膜下向器官外生长。大多数脂肪瘤较小，几乎不恶变，偶有较大者，则覆盖其上的黏膜可引起压迫性坏死而出现表面溃疡。临床可有黑便、上腹部不适，如腔内病变发生移位、脱垂，则可有反复发作性恶心、呕吐症状。胃肠道钡剂造影检查时，可显示为一光滑的充盈缺损。由于脂肪瘤的柔软性，检查中随着蠕动或手法推压，其大小、形状发生改变，有助于作出诊断。CT 检查的特殊价值是能直接显示出一个发生于肠壁的、轮廓境界很清楚的脂肪密度（CT 值为 -80 ~ -120 Hu）区域而确诊。由于其无恶变危险，一旦 CT 作出诊断后，无须再做活检病理或手术切除。

三、十二指肠腺癌

小肠恶性肿瘤的分布有一定特点，上皮性（癌）以十二指肠腺癌最多见，其次为空肠，回肠最少发病；而非上皮性（肉瘤）则相反，十二指肠最少见，依次为空肠，回肠最多发病。

CT检查虽可显示癌肿所造成的腔内息肉样肿块、肠壁不规则浸润性增厚和狭窄变形的肠腔（图5-19），了解周围脏器的浸润及有无远处转移，但十二指肠癌的影像学检查应该包括十二指肠低张双重对比造影检查与CT检查；前者能对肠道黏膜面做细致观察，还容易判断病变在十二指肠内的确切部位，特别对十二指肠壶腹部肿瘤的诊断更是必不可少的。

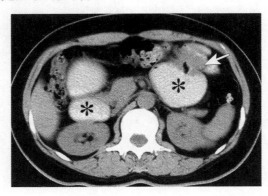

图5-19　十二指肠与空肠交界处癌

CT平扫。十二指肠近屈氏韧带处肠壁环周增厚，肠腔狭窄（箭头），近端含阳性对比剂的肠腔明显扩张（星号）

四、十二指肠球部溃疡

由于十二指肠是腹膜后位脏器，肠腔内含气较少或不含气，十二指肠球部溃疡通常不大（＜1 cm），发生的穿孔也较小，再加上穿孔后的炎症反应和纤维粘连，常可将破损处自行封闭，形成局部腹膜炎，故游离气体量常较少，且被局限。常规X线立位透视或摄片检查，常不呈现典型的或仅有少量不易被发现的游离气体，诊断敏感性并不高。CT扫描显示的是脏器横断面图像，没有X线平片时前后重叠的影响。数字成像系统使CT图像具有较高的密度分辨率。均有利于对较少、小的气体影及隐藏于脏器裂隙间游离气体的辨认。

选用较接近于脂肪CT值（窗宽600 Hu，窗位－30 Hu）的成像参数，使脂肪在CT图像上呈现为灰色，容易与逸出的游离气体影相区别，能极敏感地确认肝周、前腹壁下少量游离气体或小网膜囊、肝门肝裂、肠系膜间、后腹膜、肾周、盆腔内、脾周等处表现成圆形或零星小气泡状的气体影（图5-20）。

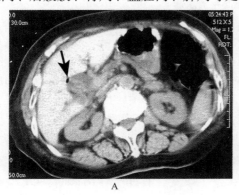
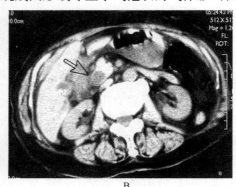

图5-20　十二指肠球部溃疡穿孔

A、B. CT平扫。可见胆囊窝积气（黑箭头）积液；十二指肠周围（胰十二指肠沟）炎性反应（空箭头）

此外，CT 还容易显示穿孔后由肠腔内逸出的肠内容物（消化液、粪渣）对附近器官和组织造成腐蚀、消化、感染等化学性、细菌性和化脓性致病作用。造成周围炎性改变（肠袢粘连、筋膜增厚）；腹腔渗液（腹水）；局限性反射性肠淤张；脓肿；肠系膜根部炎症等间接性病理征象（图 5-21）。

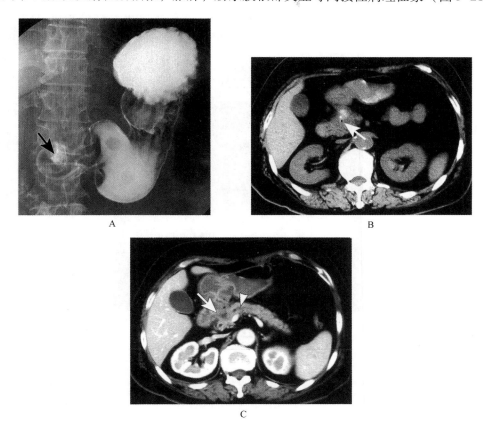

图 5-21　十二指肠球部后壁溃疡穿孔伴脓肿

A. 上消化道双重对比造影，仰卧位，示十二指肠球背侧钡斑（箭头）；B. 口服阳性对比剂 CT 平扫，可见十二指肠球背侧对比剂外溢及小气泡（箭头）；C. 增强 CT 扫描示脓肿壁有强化（箭头），相邻胰腺受累，胰腺导管轻度增宽（箭号）

（张　晶）

第四节　小肠疾病

一、肠梗阻

肠梗阻是指肠内容物不能正常运行或通过发生障碍的状态。按梗阻的原因不同，可分为机械性肠梗阻、动力性肠梗阻和血运性肠梗阻；按有无肠壁的血运障碍又可分为单纯性肠梗阻和绞窄性肠梗阻；按梗阻部位的高低不同又可分为高位肠梗阻和低位肠梗阻。

肠梗阻的主要临床表现有腹痛、呕吐、腹胀、停止排便排气，一般梗阻部位越高，呕吐出现越早。依并发症的不同又可出现更为复杂的临床表现。

随着 CT 的广泛应用和 CT 技术的进步，特别是螺旋 CT 的应用，CT 在肠梗阻的诊断中发挥着越来越重要的作用。CT 可显示腹平片和钡灌肠不能显示的肠壁增厚和血供异常、肠系膜和腹腔间隙是否存在病理改变等，在明确梗阻病因、梗阻部位和判断绞窄等方面有诸多优势，对于观察病情变化和指导治疗有重要的意义。

CT 检查时机最好选择在胃肠减压之前进行，这样有利于正确判定梗阻的部位和程度。增强扫描对于诊断有非常重要的价值，应作为肠梗阻检查的常规。

（一）基本 CT 征象

当肠梗阻发生后，肠腔随着液体和气体的积存而不断增宽，梗阻部位越低、时间越长，肠腔扩张越明显，梗阻以下的肠腔萎陷、空虚或仅存少量粪便。值得注意的是，萎陷的肠管特别是系膜肠管，可因扩张肠管的挤压而发生移位；在低位梗阻时，上段空肠也可不出现扩张（特别是在进行胃肠减压后）。

CT 表现为肠管扩张，管径显著增大，其内可见气液平面，也可完全为液体所充盈，肠壁变薄。梗阻远端肠管明显塌陷，梗阻远近端肠管直径的明显差异，是诊断肠梗阻非常有价值的征象（图5-22）。

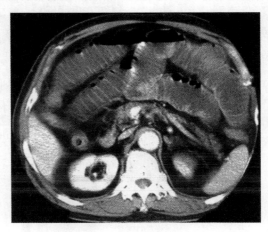

图 5-22　肠梗阻
空肠扩张积液，显示空肠的环形皱襞

（二）闭祥型肠梗阻

闭祥型肠梗阻多由肠祥沿系膜长轴旋转引起的肠扭转所致，也可由纤维束带的粘连将一段肠管的两端收缩聚拢而形成闭祥，小肠内疝、腹壁疝也可形成闭祥，但较少见。肠扭转可见于部分小肠、全部小肠和乙状结肠（图5-23）。

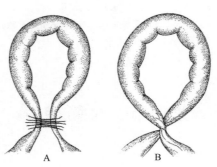

图 5-23　闭祥型肠梗阻
A. 粘连索带所致的闭祥；B. 肠扭转所致的闭祥

当扫描层面通过闭祥时可表现为两个扩张的肠环，随层面逐渐靠近闭祥根部，可见两个相邻肠环的距离逐渐接近，当闭祥与扫描层面平行时，则表现为一扩张的 U 形肠祥。当扫描层面通过闭祥的根部时，可见肠管的变形，肠扭转时则表现为一个三角形的软组织密度影像。扫描层面通过闭祥的输入与输出端时，则表现为相邻的两个萎陷的肠环。当肠扭转闭祥的输入或输出段肠管的长轴与 CT 扫描层面平行时，由于扭转使输入端逐渐变细，输出段由细变粗，在 CT 图像上表现为"鸟嘴征"。

闭祥肠梗阻时肠系膜内血管束的 CT 表现也具有一定特征，表现为扩张肠祥的肠系膜血管呈放射状向闭祥的根部聚拢，在肠扭转时聚拢的系膜血管可形成"漩涡征"，中心的软组织密度影为上一级的肠系膜动脉，周围为伸展扩张的小血管。闭祥肠梗阻可发展为绞窄性肠梗阻。

（三）绞窄性肠梗阻

当肠梗阻造成肠壁血运障碍时，CT 除肠梗阻的基本征象外，还可伴有以下 CT 表现。

（1）肠壁呈环形对称性增厚，厚度为 0.5～1.0 cm，可呈节段性分布。肠壁出现分层改变，称为"靶征"或"双晕征"，为黏膜下层水肿增厚的征象。在空肠可见扩张肠管环状皱襞（Kerckring 皱襞）的消失。

（2）增强扫描时，病变处肠壁不强化或强化明显减弱。当延迟扫描时，正常肠壁强化现象已消失，而病变处肠壁出现强化，随时间延长可达正常肠壁的强化程度。

（3）肠扭转时光滑的鸟嘴征，因梗阻处肠壁的水肿增厚和肠系膜的充血、水肿，变为锯齿状的鸟嘴征。

（4）肠系膜密度增高、模糊，呈云雾状，CT 值上升，可达 -40～-60 Hu。肠系膜血管失去正常结构，逐渐变粗并呈放射状，由梗阻处向外放散。

（5）腹水的出现。开始时为少量，聚集在腹膜间隙内，逐渐变为大量，弥漫分布，使腹腔及系膜密度升高。

（6）肠壁出现梗死时，可见肠壁内出现积气。肠系膜静脉与门静脉内也可见气体影，增强扫描时可发现肠系膜动、静脉血栓形成。

（四）肠梗阻的定位

根据扩张肠袢的形态特征及扩张和萎陷肠管的移行区可以进行梗阻部位的判定。如果扩张肠袢的数量少，且多位于上腹部，梗阻部位则位于空肠，可见到扩张肠管的空肠环形皱襞（Kerckring 皱襞）。如果多数扩张的回肠肠袢布满全腹，伴有较多的气-液平面，结肠内无气体或仅有少量气体，但无扩张及液平，则梗阻部位在回肠远端。结肠梗阻表现为梗阻近端扩张，并伴有气-液平面，扩张的结肠可见结肠袋及半月皱襞。小肠多无扩张或扩张的程度较轻。

动力型肠梗阻 CT 多表现为小肠、大肠的弥漫性充气扩张，以结肠较为明显，其内多见气-液平面，胃内也可见大量气体（图 5-24）。

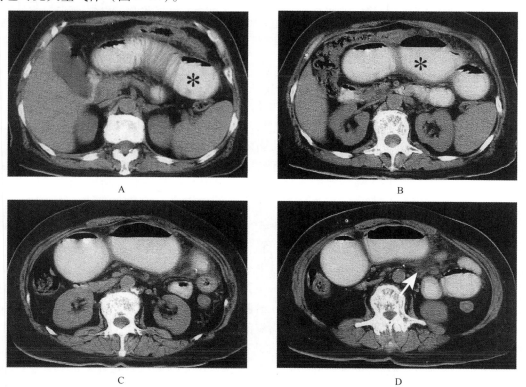

A B

C D

图 5-24

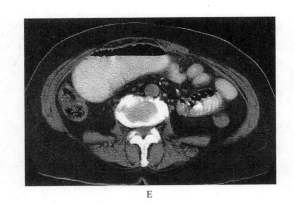

E

图 5-24　空肠梗阻

A～E. 腹部 CT 平扫连续层面，显示空肠扩张，其内充盈阳性对比剂（星号），可见空肠的环状
皱襞。左下腹空肠中段见肠腔变窄，肠壁局限性增厚，其周围小肠系膜密度增高、模糊，可见较
多索条样软组织密度改变（箭头）。术后病理为空肠炎性狭窄

二、克罗恩病

克罗恩病是一种病因未明的肠道疾病，为非特异性节段性肉芽肿性炎性疾病，免疫障碍可能与疾病的发生发展过程有关。本病多见于 20～30 岁的青年人。病变主要累及回肠，其次为结肠近端和结肠其他部位，消化道其他部位也偶可发生。病变肠段与正常肠段相间，以多节分布为其特点。病变初期表现为增大的淋巴滤泡及口疮样溃疡，炎性浸润引起小肠黏膜水肿增厚，以后可出现纵行的裂隙状溃疡，肉芽组织增生表现为鹅卵石状黏膜，炎性浸润常表现为肠壁全层的炎症，肠壁纤维化可致肠壁增厚及管腔狭窄。溃疡穿通肠壁可形成脓肿和窦道。肠系膜增厚及淋巴结可增大形成肿块，肠系膜水肿、纤维化及脂肪沉积，可使肠袢间距增宽及扭曲。

急性发作时症状与阑尾炎相似。常见症状为腹胀、腹泻、腹痛、低热、贫血、厌食及体重减轻等，触诊可发现腹部包块。严重时可有不完全性肠梗阻。

CT 表现如下。

1. 肠壁增厚

肠壁增厚为克罗恩病的主要 CT 表现，壁厚可达 1～2 cm。

（1）急性期：肠壁可显示分层现象，表现为靶征或双晕征，内层与外层为软组织密度环，中间为低密度环。当静脉团注增强时，处于炎症活动期的黏膜和浆膜可被强化。这一现象并非常见的 CT 征象，仅见于克罗恩病初期，说明全层性肠壁纤维化尚未发生。

（2）慢性期：随着纤维化的出现，肠壁分层现象逐渐消失。当肠壁全层纤维化后，增强扫描可显示增厚的肠壁有增强，密度均匀一致。重度的肠壁纤维化可引起肠腔狭窄（图 5-25）。

2. 肠系膜改变

克罗恩病时肠系膜出现脂肪增生，使肠系膜肥大变厚，将病变肠袢与正常肠袢分离，肠间距加大。肠系膜内的炎性浸润，造成肠系膜脂肪组织的 CT 值明显升高，肠壁与肠系膜间原有的清晰界限消失。肠系膜内淋巴结肿大，一般在 3～8 mm，如果超过 1 cm 则需与淋巴瘤和癌鉴别。

增强扫描可显示病变肠袢的肠系膜血管增多、扩张、扭曲。血管弓受肠系膜内沉积脂肪的推挤，与肠壁间距增大，造成直小动脉被拉长，间隔增宽，沿肠壁梳状排列，称为"梳齿征"。"梳齿征"是活动期克罗恩病的重要征象，对于与淋巴瘤或转移瘤等的鉴别有重要意义。

3. 腹腔内脓肿

15%～20% 的患者随病情发展出现腹腔脓肿，CT 表现为圆形或卵圆形水样密度肿块，CT 值为 10～30 Hu。如脓肿有完整的包膜，注射对比剂后，脓肿的包膜可被强化，而中心的坏死组织不增强。

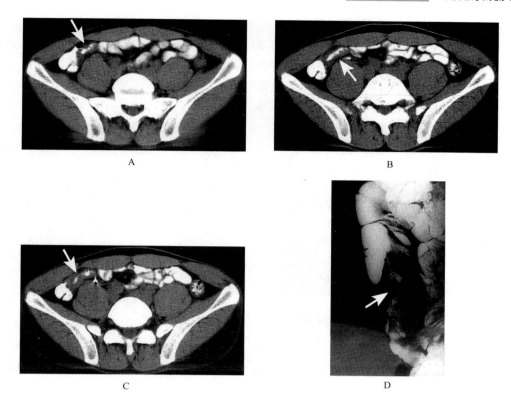

图 5-25　回肠远端克罗恩病

A~C. CT 平扫；D. 胃肠钡餐造影。回肠远端（箭头）肠壁轻度增厚，肠腔变窄，黏膜面形态不规则，与肠壁受累的范围相比，肠管浆膜面轮廓变形较小。钡餐造影见回肠远端偏侧纵行溃疡，伴不规则黏膜集中

4. 蜂窝织炎

蜂窝织炎是造成肠系膜肿块的又一常见因素，CT 表现为靠近肠系膜或网膜脂肪的模糊混杂密度肿块，与周围器官境界不清，抗感染后可消失，也可发展为脓肿。

5. 窦道与癌

20%~40% 的患者会出现瘘与窦道，口服对比剂后，可显示不规则高密度对比剂肠外溢出，CT 可较其他方法更好地显示瘘口窦道与周围脏器的关系。

克罗恩病与小肠和结肠腺癌、淋巴瘤的发生有密切关系。利用 CT 进行定期复查，有利于判断肠壁和壁外的变化，对于肿瘤的显示与分期会有很大帮助。

三、缺血性小肠炎

缺血性小肠炎常由于供应小肠的动脉血管狭窄或形成栓子，造成小肠的血供减少，严重者肠壁缺血、坏死。本病最常见的病因为肠系膜上动脉栓塞。肠系膜上动脉从腹主动脉前壁呈锐角发出，来源于心血管系统病变形成的血栓堵塞肠系膜上动脉后，继发小肠缺血性坏死。常为急性病程，表现为突发上腹部剧烈疼痛，并迅速出现周围循环衰竭的征象。缺血性小肠炎也可由动脉粥样硬化、肠系膜上动脉开口处斑块形成引起，肠腔严重狭窄后造成小肠缺血，可表现为慢性病程。其他原因如绞窄性肠梗阻、手术损伤血管、外伤等也可引起小肠血供减低，造成缺血性肠炎。

CT 表现如下。

肠壁增厚水肿，增强扫描呈分层状改变，病变处缺血造成肠壁不强化或强化明显减低，与周围正常强化的肠管呈明显对比。肠腔扩张，伴有积液，肠系膜脂肪密度增高、模糊不清。肠壁坏死可造成肠壁内积气。

如为肠系膜上动脉栓塞引起，CT 平时可见肠系膜上动脉密度增高，增强后栓子呈动脉内充盈缺损，

如同时合并小肠肠壁增厚水肿及强化减低等表现，则可诊断为缺血性小肠炎。

绞窄性肠梗阻时，可伴有小肠缺血性改变，病变处肠壁强化减弱，当延迟扫描时，正常肠壁强化现象已消失，而病变处肠壁出现强化，随时间延长可达正常肠壁的强化程度。肠系膜密度增高、模糊，呈云雾状，肠系膜血管失去正常结构，逐渐变粗并呈放射状，由梗阻处向外放散。可出现腹水，少量者分布于肠间隙，大量腹水呈全腹腔弥漫分布，使腹腔及系膜密度升高（图5-26）。

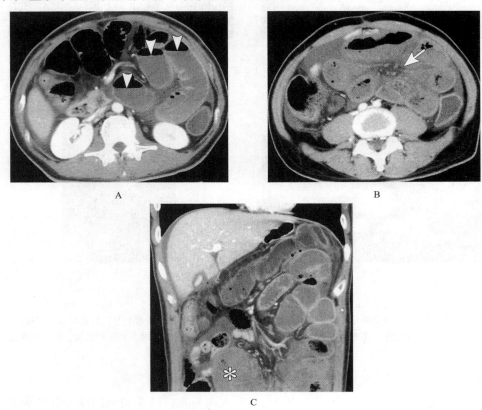

图5-26 缺血性小肠炎

A～C. 增强CT扫描。A. 小肠可见扩张伴肠腔内气-液平面（箭号），可见腹水；B. 中腹部小肠扩张，肠壁增厚呈低强化，肠系膜密度增高、模糊，呈云雾状，箭号所指处肠系膜血管呈放射状向周围肠管走行；C. 冠状位可见中腹部小肠肠壁低强化（星号），明显低于左上腹小肠壁强化

（张　晶）

第五节　结肠疾病

一、结肠息肉

结肠息肉是一类从结肠壁表面凸到结肠肠腔内的隆起型病变。根据息肉的形态可分为无蒂息肉、带蒂息肉和扁平息肉。带蒂息肉是指在结肠壁与息肉头部间有一蒂相连。大部分结肠带蒂息肉临床无症状，是否出现症状及症状的严重程度与息肉大小（直径≥2 cm）、蒂的长短有关。带蒂息肉临床症状通常表现为下消化道出血，较轻时仅表现为大便隐血，严重时可出现直肠大量出血。息肉的蒂扭转可导致下消化道出血并剧烈腹痛。较大的带蒂息肉也可引起脱水性腹泻或便秘。

结肠CT成像（CTC）是用于非侵入性结肠病灶检出和分类的技术。由于其高度的敏感性和特异性，已得到广泛应用，被作为结肠息肉的筛查方法。完美的CTC图像取决于多种因素：肠道准备质量（足够的肠道清洁和扩张）、CT扫描方案、阅片方法和结肠征象解释等。结肠经过充分清洁和扩张之后，就可行定位扫描，标准的 CTC 扫描方案包括仰卧位和俯卧位扫描，以提高息肉检出的敏感性。结合两个体位，有助于鉴别息肉和移动的粪便残渣，可使肠道内空气重新分布从而扩张塌陷的肠管，还有助于显示被肠腔内液体掩盖的肠段。

在二维 CT 图像上，带蒂息肉呈均匀软组织密度充盈缺损，息肉头部呈结节样凸于结肠腔内，并通过蒂与肠壁相连。对比轴位仰卧位与俯卧位图像，可发现息肉的头部由于重力作用而发生位置变化。三维管重组图像可以虚拟显示息肉头部表面光滑或分叶状、蒂的长度及其与肠壁的连接关系。关于带蒂息肉的一个重要问题就是在改变体位时它们可以移动，特别当蒂较长时，息肉头部移动范围很大，这就是所谓的移动性息肉（图 5-27）。

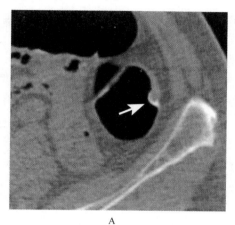
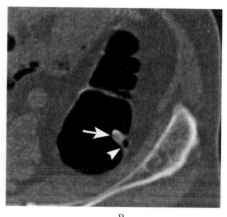

A　　　　　　　　　　　　　　　B

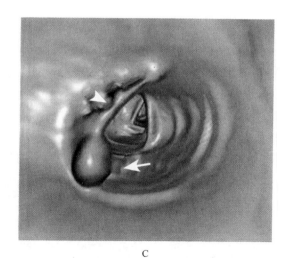

C

图 5-27　类似无蒂息肉的短蒂息肉

A. 俯卧轴位 CT 图像。显示一个密度均匀小结节（箭头），似与直肠壁直接相连，部分边缘被阳性对比剂标记。B. 仰卧位轴位 2D 图像。清晰显示了息肉的头部（箭头）和短蒂（短箭头）。C. 结肠仿真内镜成像。带蒂息肉的头部（箭头）和蒂（短箭号）

二、结肠癌

结直肠癌是目前最常见的恶性肿瘤之一，是胃肠道最常见的恶性肿瘤。近年来，随着中国大陆居民饮食和生活习惯的改变，其发病率正在逐渐上升。据原国家卫生部 2002 年的报道，结直肠癌的发病率已经占全部恶性肿瘤的第 3 位，居恶性肿瘤致死原因的第 5 位。结肠癌大约占结直肠癌的 50%。结肠癌绝大多数是腺癌，其大部分发生于腺瘤的恶变，少数是在黏膜不典型增生的基础上发展而来的。早期结肠癌多为有蒂或亚蒂型隆起，凹陷型早癌仅占少数。进展期结肠癌按大体形态可分为 Borrmann 1、2、

3、4 型。临床表现有大便习惯的改变、便血、腹痛、肠梗阻、贫血、低热、体重减轻等。

与结肠镜和钡灌肠不同的是，CT 的重要价值在于判定癌肿是否穿透肠壁、邻近器官的受侵、并发症的有无、淋巴结和远处转移等，为选择合理的治疗方案提供依据。

（一）基本 CT 征象

结肠癌的基本 CT 征象有肠壁增厚、腔内肿块、肠腔狭窄、肠壁异常强化等。

1. 肠壁增厚

正常肠壁厚度为 2.3 mm（1~3.0 mm），结肠癌肠壁增厚可达 0.9~2.5 cm。Thoeni 把 6 mm 作为肠壁增厚的标准，但必须指出肠腔充分扩张及与肠壁的良好对比是准确判断肠壁增厚的关键，在评价肠壁增厚时还应注意肠管斜切面所致的假阳性。增厚的肠壁的黏膜面多明显凹凸不平，浆膜面则视癌肿侵犯程度而有不同表现。

2. 腔内肿块

癌肿形成的肠腔内肿块多为偏心性生长，呈分叶状或不规则形。较大的瘤体内可见低密度坏死区。表面可有小溃疡，肿块与周围肠壁分界较清楚，周围肠壁厚度正常。黏液腺癌有时可在肿块内出现钙化。

3. 肠腔狭窄

癌肿引起的肠壁增厚侵及肠壁的 3/4 或环周时，可表现为肠腔的不规则狭窄、肠壁的非对称性增厚，失去正常的结肠袋形态。一个值得重视的问题是，大肠癌引起肠腔狭窄者绝大多数是溃疡型癌（Borrmann 2 或 3 型），浸润型癌仅是极少数。

4. 肠壁异常强化

结肠癌引起的肠壁增厚和肿块，在增强检查时多表现为较明显的强化。当癌肿较大时，可表现为不均匀强化，其内有时可见低密度区。

5. 癌性溃疡

进展期结肠癌形成溃疡者约占 88%，癌肿形成的溃疡可以表现为火山口状，当癌性溃疡增大沿管壁浸润时，可造成肠道管腔环周狭窄。有关溃疡癌的问题将在 Borrmann 2 型与 Borrmann 3 型癌 CT 表现中详细讨论。

（二）各型结肠癌的 CT 表现

1. Borrmann 1 型（蕈伞型）

癌肿表现为突向肠腔内界限清楚的大肿块影，表面呈菜花状，有时可伴有轻微凹陷。基底部与周围肠壁分界清楚，无周围浸润征象（图 5-28）。

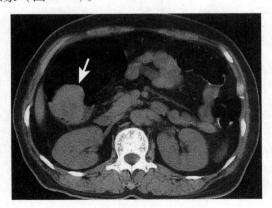

图 5-28　Borrmann 1 型结肠癌
肾门水平 CT 平扫，升结肠中段后壁可见隆起性物，向
腔内突出（箭头）

Borrmann 1 型癌与其他类型相比，较少引起明显肠腔狭窄，但常引起肠套叠，癌肿多位于套叠段头部，增强扫描时该部可有较明显强化。

2. Borrmann 2 型（局限溃疡型）与 Borrmann 3 型（浸润溃疡型）

如前所述，病理学统计显示进展期结肠癌中，Borrmann 2 型癌约占 75%，Borrmann 3 型癌约占 13%，溃疡型癌占了进展期结肠癌的大多数。

小的溃疡型癌表现为伴有环堤的溃疡型肿块，隆起中央存在火山口状溃疡是与 Borrmann 1 型癌鉴别的关键。环堤的基底部与周围肠壁的关系则是 Borrmann 2、Borrmann 3 型癌的区别点，由于 CT 的断面像能较好地显示环堤与周围肠壁的关系，因此在鉴别二者上有较大的优势，前者表现为环堤外缘境界清楚，与周围肠壁多成直角或锐角；后者则环堤外缘呈较大的斜坡状，与周围肠壁成钝角，分界不清，更易于向肠壁外浸润生长（图 5-29、图 5-30）。

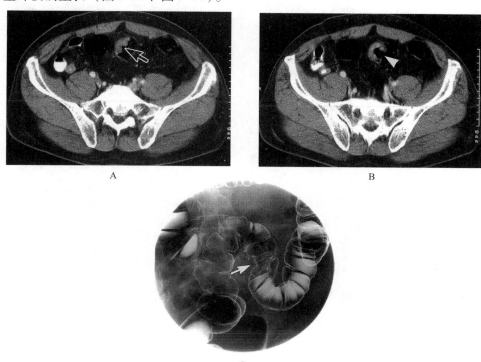

A B

C

图 5-29　乙状结肠癌 Borrmann 2 型

A、B. 增强 CT 扫描。乙状结肠右侧壁癌肿形成的环堤（空箭头）及溃疡（箭号），环堤外缘与正常肠壁境界清楚；C. 为双重对比造影图像，箭头示病变

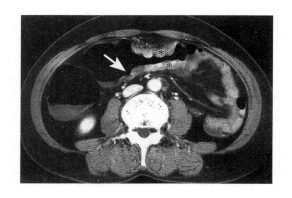

图 5-30　横结肠癌 Borrmann 3 型

增强 CT 扫描。横结肠中段肠腔环周狭窄，肠壁增厚形态不对称（星号），狭窄段的两端与周围肠壁分界不清，呈斜坡状外侵（箭头）

3. Borrmann 4 型（浸润型）

Borrmann 4 型癌多见于直肠、乙状结肠和降结肠，常表现为范围较长的管腔狭窄，由于癌肿多沿黏膜下层及其深层弥漫性浸润，表现为肠壁弥漫均匀性增厚、僵硬，不伴有明显的环堤或溃疡。与溃疡型癌相比，此型结肠癌狭窄段肠腔的黏膜面相对较为光滑，肠壁增厚的程度较均匀（图5-31）。

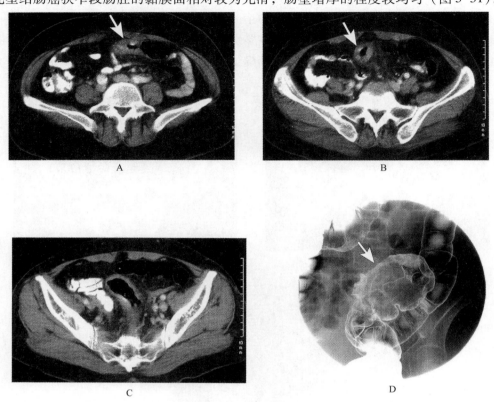

图5-31　乙状结肠癌 Borrmann 4 型

A～C. 为下腹部增强 CT 扫描，连续层面，显示乙状结肠管腔明显狭窄，管壁弥漫环周增厚（箭头），黏膜面无明显溃疡形成，与正常肠壁无明显分界；D. 双重对比造影示乙状结肠管腔狭窄（箭头），轮廓不规则，病变两侧端与正常肠壁分界不清

三、溃疡性结肠炎

溃疡性结肠炎是一种病因不明的结肠黏膜的慢性炎症病变。主要病理特征为广泛的溃疡形成和弥漫的黏膜炎性改变。可累及结肠各段，但以直肠、乙状结肠为主，偶见于回肠。

发病年龄多在 20～40 岁，无男女性别差异。多数起病缓慢，病程可为持续性或活动期与缓解期交替的慢性过程。起病急骤者仅占 5%，发展迅速，中毒症状明显，预后较差。常见症状有左下腹痛、伴黏液脓血便，有疼痛—便意—便后缓解的特点。主要并发症包括中毒性巨结肠、大量出血、急性肠穿孔、肠梗阻、癌变等，偶见瘘管形成和肛门直肠周围脓肿。

溃疡性结肠炎 CT 检查作为结肠镜和双重对比造影检查的补充手段，其作用在于可提供其他检查所不能获得的影像学信息，如肠壁增厚的程度以及黏膜下层、浆膜、肠系膜、淋巴结等的表现；当患者不能耐受或病情不允许进行结肠镜或结肠双重对比造影时，可利用 CT 对病变范围及程度进行评价。

病变早期，由于水肿、充血、灶性出血，黏膜面呈弥漫的细颗粒状，这些改变 CT 影像无法显示。

急性期出现中毒性巨结肠时，CT 可见肠壁变薄、气体以及亚临床的穿孔。尤其是对于那些腹平片未见异常而临床症状进行性加重的患者，CT 检查很有帮助。中毒性巨结肠严禁经肛注入气体或阳性对比剂，以免引起肠穿孔。对于急性重症患者禁用低张药物，禁用接触性泻药，盐类泻药的用量应减半。

在急性期，可伴有结肠系膜的密度增高、模糊，系膜血管束的边缘不清。沿肠系膜血管束走行还可见淋巴结增大，增大的淋巴结无融合倾向，利用工作站进行视频回放观察可较好地显示淋巴结与血管的关系。

随着病变的发展，黏膜面溃疡形成，有时可导致肠黏膜的部分剥脱，残存的黏膜形成黏膜岛，黏膜的修复性改变可形成炎性息肉，上述改变使黏膜面变得凹凸不平。CT表现可见肠黏膜表现呈锯齿状凹凸不平，具有连续弥漫分布的特点，以左半结肠为主，而非病变区黏膜面则光滑完整。采用注气法检查结肠时，以气体窗观察（窗宽1 000～1 500 Hu，窗位 –200～–400 Hu），更适用于显示黏膜面的改变（图5-32）。

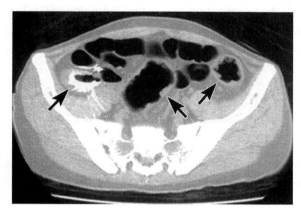

图5-32 溃疡性结肠炎
CT示乙状结肠、降结肠和升结肠肠壁增厚，黏膜面见多发小息肉和浅溃疡所形成的锯齿状凹凸不平改变（箭头）

溃疡性结肠炎引起的肠壁增厚为连续性改变，肠壁的厚度为6～10 mm。肠壁厚度大致均匀，表现为对称性的改变，这是由黏膜和黏膜下层的充血、水肿、炎性细胞的浸润及黏膜肌层的增厚所致。由于溃疡性结肠炎的炎症性改变较少累及固有肌层和浆膜层，因此增厚肠壁的浆膜面多光滑完整无外突，周围脂肪间隙内无索条状软组织密度增高。溃疡性结肠炎在CT上的这种连续、对称、均匀，浆膜面光滑的轻度肠壁增厚的特点，有别于克罗恩病、肿瘤等所引起的肠壁改变，对于鉴别诊断有一定的价值。

炎性刺激可引起肠管痉挛，还可伴有肠壁的炎性水肿和增生反应，引起肠腔管径和肠管形态的变化。在CT图像上表现为病变区肠腔变细、肠管缩短等表现，同时伴有结肠袋、半月皱襞的变浅或消失。这些征象在重建后的三维重组图像上更容易进行立体观察。

采用注气法行螺旋CT扫描，根据设定CT值的不同和对图像的剪切，可分别获得结肠的仿真内镜、气体铸型、模拟管腔和立体剖面等不同的三维图像。三维成像能立体显示溃疡性结肠炎黏膜面的情况、肠管的变形、结肠袋与半月皱襞的改变等，有助于横断面图像的理解和明确病变范围。对于病情不允许或未能完成双重对比造影和结肠镜检查的病例，螺旋CT及三维成像可提供其他检查所不能获得的影像学信息（图5-33）。

四、肠套叠

肠套叠是指一段肠管套入与其相连的肠管腔内，可由许多原因引起，如肠肿瘤、肠功能失调、肠蠕动异常、肠管的解剖学因素（如盲肠移动度过大）等。按其发生部位可分为三类：回盲部套叠、小肠套叠、结肠套叠。

成人肠套叠表现为慢性复发性肠梗阻，常与肠肿瘤、息肉等有关，一般为不完全性肠梗阻，症状较轻，多表现为阵发性腹痛，由于套叠可自行复位，发作后的检查常为阴性。肠套叠又是小儿肠梗阻的主要原因，多发生于 2 岁以下儿童，最常见的是回盲部套叠，临床表现较为典型，有突发性腹痛、血便和腹部包块三大主症。

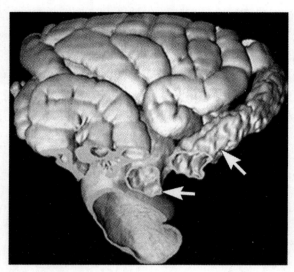

图 5-33　溃疡性结肠炎三维成像

CT 三维图像表面阴影显示。显示降结肠、乙状结肠肠腔变细（箭号），肠管短缩，结肠袋及半月皱襞消失，黏膜面凸凹不平，图像中横结肠和升结肠由于受小肠遮挡无法观察，可通过改变图像方向观察

肠套叠的初期，因套叠部较浅，而表现为一由肠系膜脂肪环绕的靶样分层肿块。

随套入肠段的延伸及肠壁的增厚，出现特征性的层状结构，外鞘在 CT 影像上表现为较薄的膜状结构；中筒为较厚的软组织密度层，越靠近套叠颈部越厚，这一现象是由肠壁翻转引起的血液循环障碍和套叠部肠管的轴向蠕动加压所致，内筒多较中筒薄。

当套叠肠袢的走行与 CT 扫描层面相垂直时，套叠段表现为典型的高低不等五层同心环状结构。由内向外分别是，中心密度较高，为萎陷套入段肠管（内筒）；第二层呈环状低密度，为肠系膜脂肪，其内多发小点状影为肠系膜内血管断面；第三层的高密度环，为中筒的黏膜层；第四层表现为稍低密度环，为中筒的黏膜下层和肌层；最外层为高密度环，由中筒的浆膜层和外鞘（鞘部）共同构成，当中筒与外鞘间进入气体时，在二者之间有时还可见到不连续的气体影。

当 CT 显示套叠部近侧肠管积液、积气扩张时，表示继发肠梗阻的存在。随着梗阻部位肠壁水肿的加剧，套叠部的层状结构逐渐模糊。当出现腹水和肠壁内新月形气体影时，提示肠壁有血液循环障碍。

增强检查对于病因诊断和评价肠壁的血运情况有重要价值。注意比较同一时相正常肠壁和套叠段肠壁的强化情况，当套叠段肠壁出现强化程度减弱或出现延迟强化时都提示肠壁血运障碍（图 5-34）。

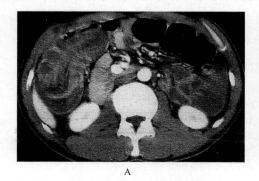

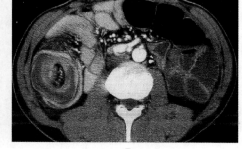

A　　　　　　　　　　　　　　　B

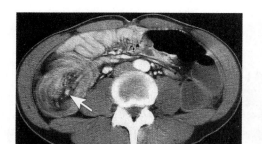
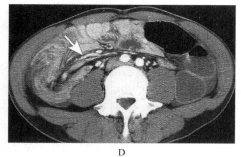

图 5-34 回盲部肠套叠

A ~ D. 中腹部增强 CT 连续扫描。显示盲升结肠增宽，肠壁呈明显的分层表现，增强扫描三层肠壁明显均匀强化，强化的肠系膜血管（箭头）随低密度的肠系膜及内筒进入套叠段。回肠伴有不全肠梗阻。手术证实为特发性肠套叠

　　肠套叠直接征象与扫描或重组层面角度有关，MPR 利用容积数据产生任意断面的图像，有助于征象的显示和判定。有时斜切面征象不典型，可能造成诊断困难，故 MPR 重组时应尽可能获得分别与套叠肠管垂直或平行的平面。MPR 图像则清楚显示折返部肠壁越接近远端越厚，并能直观反映局部狭窄情况和近端肠管有无扩张。MPR 图像能方便准确地追踪套叠头体尾部的走向位置和相互关系，而头、尾部的位置和所在肠管形态是肠套叠分型的主要依据（图 5-35）。

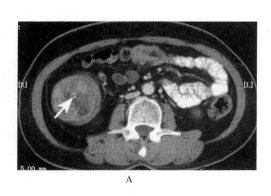
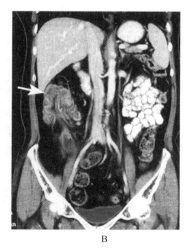

图 5-35 升结肠肠套叠

A、B. 腹部轴位增强 CT 连续扫描。A. 升结肠增宽，肠壁呈明显的分层表现，呈"同心圆"改变，强化的肠系膜血管（箭头）随低密度的肠系膜及内筒进入套叠段；B. 冠状位 MPR。套叠头体尾部及位于套叠头部的肿物（箭头）

（王　瑶）

第六章

泌尿系统疾病 CT 诊断

第一节　泌尿系统结石

泌尿系统结石是泌尿系统的常见病之一，为几种不同成分组成的凝聚物，以不同的形状留存于尿路中。成因复杂，包括环境因素、遗传因素、疾病、饮食习惯、药物和全身代谢因素等。发病以青壮年为主，20~50 岁发病率约占 90%，男性多于女性，上尿路结石男女发病比约为 3∶1，下尿路者约为 6∶1。双侧发病占 10%~20%。结石成分复杂，一般以草酸钙、磷灰石结石为主，X 线检查大部分为阳性结石。

一、诊断要点

1. 症状和体征

（1）疼痛：呈钝痛或绞痛，并可向会阴部放射。

（2）血尿：为镜下或肉眼血尿。

（3）尿路刺激症状：尿频、尿急、尿痛。

（4）结石继发感染或梗阻性积水：出现发热、肾区痛、血常规升高等。

2. X 线检查

腹部 KUB 平片和尿路造影基本可明确结石的多少、大小、形态、分布，尿路造影可明确梗阻部位、程度及肾功能情况。

3. B 超

B 超与 KUB 功能相仿，因其操作简单、无辐射、价廉成为首选检查方法。

二、CT 表现

1. 尿路结石

CT 对尿路中阳性、阴性结石均可显示，对结石的大小、数目、形态及位置的确定更为精确，并能很好地发现并发症，如畸形、憩室及肿瘤等。等密度结石与肿瘤难以区分时可增强扫描，增强结石无强化。

2. 肾结石

（1）阳性结石表现为肾实质、肾盂及肾盏内边缘清晰锐利的结节状、不规则形高密度灶，部分可致其远端集合管扩张积水（图6-1）。

（2）阴性结石 CT 值也多高于肾实质，常在 100 Hu 以上，无增强效应，螺旋 CT 扫描可发现近 3 mm 大小的结石。

3. 输尿管结石

（1）常单发，多发少见。

（2）直接征象为管腔内高密度影，与输尿管走行一致，CT 值 200~800 Hu，其上方输尿管有不同程度扩张（图 6-2）。

（3）输尿管结石刺激输尿管壁造成管壁水肿，形成高密度影周围圆弧形的软组织低密度影，即 CT 图像上的"软组织边缘征"，则是输尿管结石急性发作期的特异表现，出现率为 77％，于 72 小时内检查更为多见。

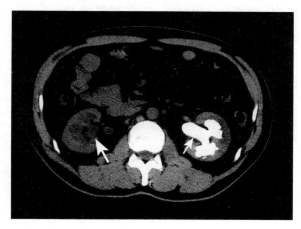

图 6-1 肾结石
CT 平扫见左肾盂肾盏内高密度铸形结石（短箭头），右肾盂肾盏轻度扩张（长箭头）

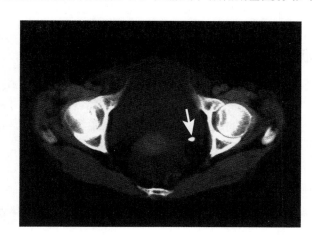

图 6-2 输尿管结石
CT 平扫左输尿管下段走行区见小类圆形高密度结石，CT 值 150 Hu，边缘清
晰、锐利（箭头）

（4）MPR 较清晰地显示输尿管内较小的结石影。

（5）MIP 利用最大密度重组，图像对比度好，排泄期输尿管内如果有对比剂充盈时，对梗阻部位、梗阻程度敏感性和准确性高，可以较好地显示扩张的输尿管。

（6）VR 能清晰显示整个泌尿系统全貌，并可任意旋转图像，从不同角度观察输尿管的走行，使结石的定位诊断更加精细。

4. 膀胱结石

（1）膀胱内见圆形、卵圆形、不规则形高密度灶。

（2）单发多见，也可多发，大小不一，活动性强（图 6-3）。

（3）由于化学成分不一而密度不均，可出现同心圆征象，大部分边缘清晰，部分边缘不整。

5. 尿道结石

少见，占尿路结石 10％ 以下，男性为主。表现为尿道内圆形、卵圆形高密度灶，体积较小，直径数毫米，边缘光滑。结石易嵌顿于尿道膜部和阴茎尿道部或尿道狭窄处。

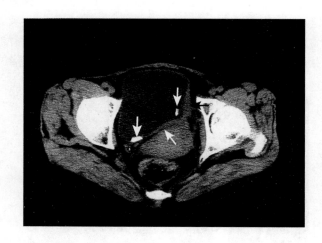

图 6-3 膀胱结石

CT 平扫见膀胱内两枚高密度结石，边缘清晰、锐利（箭头），另见膀胱左后壁
明显增厚（长箭头）

（郭　林）

第二节　泌尿系统良性病变

一、肾血管平滑肌脂肪瘤

肾血管平滑肌脂肪瘤又称为错构瘤，为良性肿瘤。发病率约为 1/10 000，多在 40 岁以后发病，女性居多，男女发病比约为 1：4。男性患者可伴有结节性硬化，表现为智力发育差、癫痫和皮脂腺瘤，占全部病例的 10%～20%，此为家族遗传性疾病。病理上由血管、平滑肌和脂肪组成，各成分比例差别较大，多以脂肪组织为主，呈膨胀性生长，不具侵蚀性，镜下与周围组织分界清楚。

（一）诊断要点

（1）多数无症状，当肿瘤较大时可引起腰部酸痛、腹部不适。

（2）肿瘤内出血或肿瘤破裂出血会产生突发腹痛，肾区叩击痛，甚至伴发休克。

（3）少数患者有高血压表现。

（4）B 超：肿瘤回声不均匀，可见脂肪组织形成的强回声光团。

（5）排泄性尿路造影：当肿瘤较大和靠近肾盂、肾盏生长时，可见肾盂、肾盏受压、变形、移位，但边缘清晰。

（6）MRI 检查：在 T_1WI 上病灶呈均匀或不均匀高信号，在 T_2WI 上信号略有下降，伴出血时则信号明显提高。

（二）CT 表现

（1）多数为单侧肾脏单发病灶，并发结节性硬化者为双侧多发（图 6-4）。

（2）病灶呈圆形或类圆形，轮廓大多较规则，边界较清楚。

（3）密度不均匀，其内可见脂肪性的低密度（CT 值常为 -90～-50 Hu），其间为条状或网状的软组织密度。

（4）病灶多较小，只有少数直径超过 5 cm。小肿瘤应采用薄层扫描以避免容积效应的影响，尽可能显示具有特征性的低密度脂肪，有助于同小肾癌或其他占位性病变的鉴别。

（5）增强扫描：病灶不均匀中等度强化，脂肪区不强化。

（6）非典型病例的肿瘤呈较均匀的等密度或高密度原因是因肿瘤主要由血管、平滑肌组成，脂肪含量少，或由于肿瘤内出血。

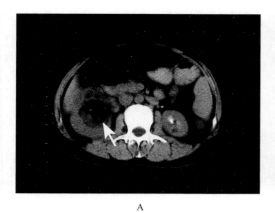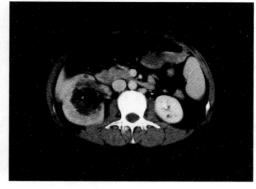

A　　　　　　　　　　　　　　　B

图 6-4　血管平滑肌脂肪瘤

A. CT 平扫见右肾内有一类圆形病灶，呈低密度、等密度混杂，最低 CT 值达 −78 Hu（箭头）；B. 增强扫描实质部有强化，低密度脂肪不强化

二、肾腺瘤

肾腺瘤是一种少见的肾脏良性肿瘤，起源于近端肾小管上皮，多位于靠近包膜的皮质部。分为乳头状腺瘤、嗜酸细胞腺瘤和后肾腺瘤。乳头状腺瘤在 <40 岁成人中发病率约为10%，>70 岁时发病率约为40%。嗜酸细胞腺瘤约占肾小管上皮肿瘤的5%，好发年龄在70 岁前后。后肾腺瘤罕见，常见于50~60 岁，男女发病比约为1 ：2。

（一）诊断要点

（1）肿瘤生长缓慢，常无临床症状。

（2）偶有腰部胀痛，肿块较大时可触及腹部包块。

（3）侵及肾盂时可出现镜下及肉眼血尿。

（4）MRI 检查。

1）乳头状腺瘤在 T_1WI 上呈等信号或稍低信号，在 T_2WI 上呈稍高信号。增强扫描实质期轻度均匀强化。

2）嗜酸细胞腺瘤在 T_1WI 上呈低信号，在 T_2WI 上呈低信号或高信号，增强明显强化。

3）后肾腺瘤 T_1WI 为低信号，T_2WI 为低信号或稍高信号。

（二）CT 表现

1. 乳头状腺瘤

（1）肾脏包膜下单发或多发结节状病灶，直径多 <1.0 cm，可突向肾皮质外，边缘清晰、规整。

（2）CT 平扫为等密度或高密度软组织块影，偶见点状钙化，病灶中央为低密度带有网格状囊状变化。

（3）增强呈轻度至中度强化，无明显出血与坏死征象。

2. 嗜酸细胞腺瘤

（1）肾脏实性肿块，直径多在 2~10 cm，边缘清晰，大部分中央有低密度瘢痕（约占80%）。

（2）CT 平扫多表现为等密度或稍低密度，增强呈中等度至明显强化。

（3）较大肿瘤呈车辐状强化，并可呈中央瘢痕，增强延迟扫描强化区向瘢痕内推进。

（4）增强后车辐状强化及中央瘢痕，均非嗜酸细胞腺瘤的特异性征象，均需与肾细胞癌鉴别。肾细胞癌大部分表现为速升速降的强化曲线。

3. 后肾腺瘤

（1）肾实质内较大类圆形肿块，直径多在 3~6 cm，平扫呈等密度或稍高密度，中央见密度稍低。

（2）增强肾皮质期肿瘤轻微强化，肾实质期和肾盂期肿瘤实质进一步强化，但仍低于肾实质强化，中央为均匀未强化的低密度区。

（3）肿瘤可有包膜或无包膜，部分轮廓不规整，部分呈分叶状，与周围组织分界清楚，偶见钙化或沙砾体形成。

三、肾纤维瘤

肾纤维瘤是一种少见的肾脏良性肿瘤，好发于肾脏髓质，也可发生于肾包膜。多见于女性，单侧为主。肾纤维瘤具有完整的包膜，体积较小（直径一般为 2 ~ 10 mm）。镜下主要为梭形细胞，以纤维及致密纤维基质分隔，肿瘤内明显纤维化并伴不同程度的硬化，可有钙化和骨化成分。

（一）诊断要点

（1）大多数病变很少引起临床症状。

（2）少数肿瘤因近期突然增大而出现肾区痛、尿频、尿急、尿痛或无痛性肉眼血尿，肾区叩击痛阳性。

（3）MRI 检查：T_1WI 及 T_2WI 均呈均匀低信号，轮廓光整。

（二）CT 表现（图 6-5）

（1）肾脏内结节状病灶，体积较小，局部可突出于肾轮廓之外，轮廓规整，边缘清晰。

（2）平扫为等密度或高密度，密度均匀。

（3）病灶内可出现钙化或骨化。

（4）增强扫描皮质期轻度强化，实质期中度至明显强化，强化幅度低于肾实质强化幅度。囊变坏死少见。

（5）鉴别诊断：需与肾癌鉴别，后者平扫为等密度或低密度，增强扫描皮质期强化明显，实质期强化幅度有所降低，较大肿瘤内囊变和坏死明显。与肾乳头状腺瘤鉴别较困难。

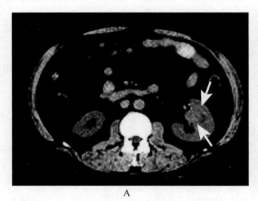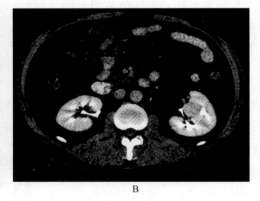

图 6-5 肾纤维瘤

A. CT 平扫见左肾近肾门区小类圆形等密度灶且突向肾盂内，边缘尚清晰规整，直径 10 mm（箭头）；B. 增强扫描见病变位于髓质内，中度均匀强化，边缘清晰，压迫邻近肾盏

（郭　林）

第三节　泌尿系统恶性肿瘤

一、肾癌

肾癌又名肾细胞癌，是成人最常见的肾实质恶性肿瘤，占其85%，多发生于40岁以上，男女发病比为（2~3）：1。吸烟、镉污染则发病率高。肿瘤来自肾小管上皮细胞，大多数血供丰富，无

组织学上的包膜，但有周围受压的肾实质和纤维组织形成的假包膜。肿瘤内可发生出血、坏死、纤维化、钙化等。以 3 cm 为界，人为将其分为 < 3 cm 的小肾癌和 > 3 cm 的肾癌。转移途径有直接蔓延、血行和淋巴转移。30% 的肾癌有肾静脉瘤栓，其中 25% 累及腔静脉。常见转移部位有肺、纵隔、骨、肝等。

（一）诊断要点

1. 症状和体征

（1）血尿：是肾癌的主要症状，发生率为 60%，常为无痛性全程肉眼血尿。

（2）腹部疼痛：占 35% ~40%。

（3）腹部肿块：腹部可扪及软组织肿块。血尿、腹痛及腹部肿块同时出现即为本病典型的三联症，但不足 10%。

（4）全身症状：体重减轻、贫血、发热、内分泌症状（高钙血症、红细胞增多症、溢乳、高血压）和肝功能异常等。

2. 排泄性或逆行性尿路造影

可见肾小盏破坏、受压、不规则变形、变长、扭曲等，甚至使肾盏、肾盂分离、受压、变形，呈"蜘蛛足"征。

3. DSA 检查

（1）动脉期：①为肾动脉主干增宽，瘤周动脉分支被分离、推移或拉直；②有时瘤周动脉包绕瘤体形成"手握球征"，肿瘤内血管密集成团，形成血池或血湖；③出现动静瘘时可见静脉早期显影。

（2）实质期：主要表现为瘤内不均匀和不规则密度升高，称为"肿瘤染色"。

（3）静脉期：显示肾静脉或下腔静脉内瘤栓。

4. B 超

多呈圆形或椭圆形低回声或不均匀回声区。

5. MRI 检查

总体检查效果与 CT 相仿，肿瘤在 T_1WI 上呈低信号，T_2WI 呈高信号，MRI 易于显示肿块周围的"假包膜征"和其内的出血、坏死及囊变区，在显示肾癌侵袭性方面优于 CT。

（二）CT 表现

1. 平扫

多呈圆形、类圆形或不规则形低密度、等密度及少数稍高密度肿块，大小不一，较大肿瘤可使肾盂及肾盏受压、变形（图 6-6）。

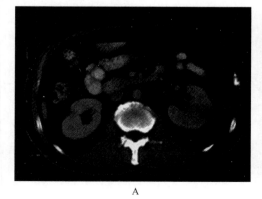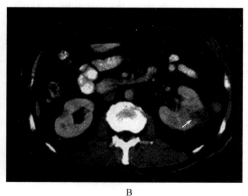

A   B

图 6-6 肾癌

A. CT 平扫见左肾实质内不规则低密度区，边缘不清，侵犯脂肪囊及肾筋膜；B. 增强扫描病灶明显强化（箭头），但密度仍低于正常肾实质

2. 常为单侧单灶

密度可均匀，瘤体也常因出血、坏死和钙化而致密度不均匀，5%～10%病例的钙化多表现为外周不全环状或弧线状钙化。

3. 小肿瘤大多有假包膜形成

小肿瘤轮廓规则，边缘清楚；较大的肾癌多数呈浸润性生长，轮廓不规则，边缘模糊，与周围正常肾实质不易分开，常形成局部膨出或肾轮廓改变。

4. 增强扫描

增强扫描应是肾癌 CT 检查必不可少的环节，肾癌多为富血供肿瘤，强化明显，但仍低于周围正常肾实质，出血、坏死区不强化；部分乏血供肿瘤，瘤体较大，动脉期强化不明显，肿瘤内隐约可见条索状或斑片状强化，肾实质期和肾盂期扫描呈低密度改变；部分小肾癌可表现为均匀强化；极少数多房囊性肿瘤增强扫描可见囊壁及肿瘤内分隔强化。

5. 转移征象

肿瘤向周围直接蔓延侵犯邻近结构；经淋巴转移使肾门及腹膜后淋巴结肿大；经血行转移可形成肾静脉和下腔静脉瘤栓。

6. 鉴别诊断

（1）肾高密度囊肿：单纯性囊肿可因囊液内含较多蛋白质成分或出血而呈高密度，轮廓可不规则，但与肾癌明显不同的是其边界较清楚，增强扫描不强化。

（2）肾血管平滑肌脂肪瘤：脂肪含量少的瘤体常需行薄层扫描，尽可能发现脂肪成分而与小肾癌相鉴别。

二、肾盂癌

肾盂癌的发病率远低于肾癌和膀胱癌，约占肾脏恶性肿瘤的 8%，好发年龄在 40 岁以上，男女发病比约为 3∶1。单发或多发，双侧同时发病占 2%～4%。肾盂癌中最常见的是移行细胞癌，占 90%，其次是鳞癌，腺癌甚少见。肿瘤呈乳头状、菜花状或广基浸润生长。

（一）诊断要点

1. 血尿

是肾盂癌的主要临床症状，表现为间歇性无痛性肉眼血尿。

2. 腰痛

大约 25% 的患者有腰痛。

3. 肿块

体积大的肿瘤或有肾积水时，还可触及肿块。

4. 排泄性尿路造影

可发现肾盂积水、充盈缺损及肾功能异常。

5. 尿液细胞学检查

低分化癌阳性率可达 60%，分化良好的肿瘤假阴性率较高。细胞学检查对诊断不明的输尿管梗阻有重要意义。

6. MRI 检查

主要表现为在 T_1WI 上于肾盂、肾盏内可见低信号肿块，T_2WI 呈稍高信号。增强扫描呈轻度至中度强化，广基浸润型易侵犯肾实质，很少引起肾轮廓改变。

（二）CT 表现

1. CT 平扫

病灶呈圆形、分叶状或不规则形。病灶较小时呈位于肾窦内的小圆形或分叶状块影，较大的病灶多呈不规则形，可引起肾盂肾盏变形和肾积水，并可累及肾实质。

2. 肿块密度

一般高于尿液，低于正常肾实质，较大的肿瘤内可见低密度坏死区或高密度钙化灶。

3. 增强扫描

肾盂癌为少血供，所以一般呈轻度至中度强化，与正常强化的肾实质对比鲜明，肿块显示更清楚。较大的肿瘤呈不均匀强化，小肿块表现为肾盂、肾盏内充盈缺损，延迟扫描有时更能明确肿块的形态和范围（图 6-7）。

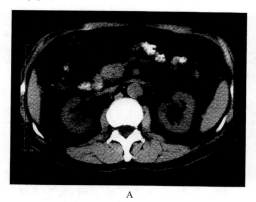 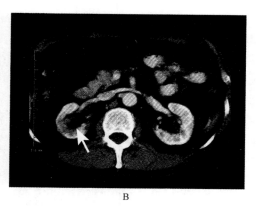

A　　　　　　　　　　　B

图 6-7　肾盂癌

A. CT 平扫见右肾盂内三角形稍低密度肿块，尖端指向肾门，基底与肾实质分界不清；B. 增强扫描病灶轻度强化（箭头）

4. 边界不清

周围肾窦内脂肪受压、模糊，甚至消失，进一步发展则侵犯肾实质，表现为肾实质内不规则低密度，边界不清。

5. 淋巴结肿大

肾门及腹膜后淋巴结可肿大。

6. MPR

肾实质期 MPR 像可更加清晰地显示肿块部位及范围，排泄期 VR 与 MIP 像显示为肾盂内的局部充盈缺损，并间接判断患侧肾功能状况。

7. 鉴别诊断

侵犯肾实质的肾盂癌应注意与侵犯肾盂的肾癌鉴别。肾癌常引起肾轮廓异常，局部膨隆，肿瘤呈偏心性生长，内有低密度坏死区。另外，肾癌血供丰富，CT 增强扫描强化明显。而肾盂癌时肾轮廓多保持正常，肿瘤向心性生长，强化不如肾癌明显，较少引起肾静脉或下腔静脉瘤栓。

三、肾母细胞瘤

肾母细胞瘤又称为肾胚胎瘤或维尔姆斯瘤，为恶性胚胎性混合瘤，占儿童期肿瘤的 10%，居腹膜后肿瘤的首位，约占小儿泌尿系统恶性肿瘤的 90%。5 岁以下儿童多见，发病高峰为 1～3 岁。预后与肿瘤细胞的倍体、染色体有无缺失有关。

（一）诊断要点

1. 临床症状

一般不典型，早期可无症状，中晚期可有低热、贫血、体重减轻等症状。

2. 血尿

常为无痛性血尿，大量血尿只在肾盂、肾盏受累时才出现。

3. 季肋部无痛性包块

肿块巨大可越过中线，并发生相应的压迫症状。

4. 先天性疾病诱因

虹膜缺如、偏侧肥大、贝-维综合征的患儿易患本病。

5. B 超

为首选检查方法。肿物多呈中等或稍高回声，坏死囊变呈低回声，钙化为强回声。

6. 排泄性尿路造影

根据肾盂、肾盏位置、形态等征象确定其肾内肿块。主要表现为肾轮廓失去正常形态，肾盏伸长、变形、分离和旋转形成"爪形征"，残余肾受压移位，部分肾盂、肾盏受压，呈轻、中度扩张积水。

7. MRI 检查

信号混杂，肿瘤 T_1、T_2 延长，多轴位重组能清楚判断肿瘤起源、形态大小及与邻近组织结构的关系。因费用较高，检查时间较长，小儿不易配合，临床应用较少。

8. 组织活检

为主要诊断手段。采用穿刺活检或开放活检有利于细胞学诊断和分子生物学检测。

（二）CT 表现（图6-8）

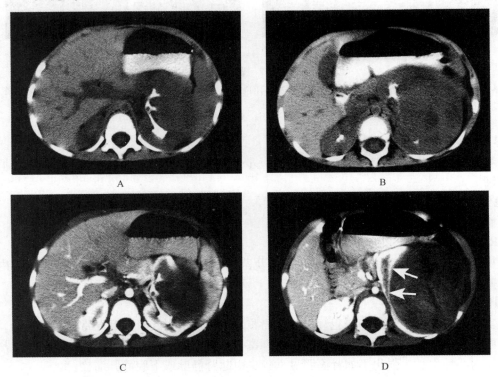

图 6-8　肾母细胞瘤

A、B. 排泄性尿路造影后 CT 扫描见左肾区一巨大肿块，密度不均，肾盂、肾盏受压、伸长、移位；C、D. 增强扫描见左肾肿块呈不均匀强化，低密度坏死区未见强化，内侧呈新月形高密度影为正常肾组织称为"边缘征"（箭头）

1. CT 平扫

为实性或囊实性肿块，体积较大，边缘常光整清楚，密度略低于正常肾实质。瘤体内可发生出血、坏死、囊变，少数可有细小斑点状钙化或弧形钙化（3%～15%）。

2. 增强扫描

肿瘤轻度强化，正常残余肾高密度强化呈新月形，称为"边缘征"，为本病典型 CT 表现。

3. 肿块巨大

可超越中线或达盆腔。肿块包膜不光整或肾周脂肪层模糊、狭窄常提示肿瘤外侵。腔静脉增粗或充盈缺损表示有瘤栓存在，肾及主动脉旁淋巴结肿大。

4. 瘤体破裂

扩散可发生腹膜后及腹腔种植。

5. 鉴别诊断

（1）神经母细胞瘤：常位于肾上腺，对肾脏以压迫推移为主，肿块外形不规则，钙化多见（70%~80%），呈浸润性生长，可越过中线，包绕推移邻近大血管。

（2）肾细胞癌：儿童少见，多发生于成年人，肿块一般较小，常有血尿。

（3）肾母细胞增生症：2 岁以下儿童多见，常为双侧性，呈低密度均匀性病变，增强扫描不强化。

四、膀胱癌

膀胱癌是泌尿系统常见的肿瘤，但恶性程度不高。多见于 40 岁以上，50~70 岁发病率最高，男女发病比为（3~4）：1。肿瘤主要发生于移行上皮，鳞癌及腺癌少见。生长方式：一种是向腔内呈乳头状生长，另一种是向上皮内浸润性生长。转移方式：淋巴转移最常见，首先累及闭孔淋巴结；其次是直接扩散，肿瘤晚期会发生肝、肺及骨骼等的血行转移。

（一）诊断要点

1. 症状和体征

（1）血尿：是大多数患者的首发症状，多为间歇性、无痛性肉眼血尿，血尿量可较大，少数为镜下血尿。

（2）贫血：与肿瘤的严重性成正比，但极少数情况下一个小的乳头状癌可导致严重贫血。

（3）尿路刺激征：尿频和尿急是由肿瘤占据膀胱腔使其容积减小，以及膀胱三角区受刺激所致。

（4）梗阻症状：膀胱颈或带蒂的肿瘤可出现排尿困难或尿潴留。

2. 排泄性或逆行性尿路造影

表现为膀胱腔内的充盈缺损，但无法显示壁内浸润和腔外生长情况。

3. 膀胱镜检查

直观显示腔内肿瘤情况，并可同时行活检做定性诊断。

4. MRI 检查

非首选检查，但为最理想的影像学方法，除显示肿瘤本身外还可帮助肿瘤分期。肿瘤在 T_1WI 上为中等信号，T_2WI 呈稍高信号。

（二）CT 表现

1. 膀胱腔内肿块

（1）乳头状癌向腔内生长，在尿液衬托下呈结节状或较大的软组织肿块（图 6-9）。

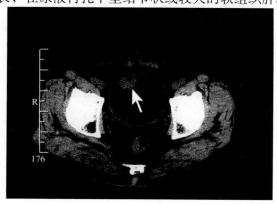

图 6-9　膀胱癌

CT 平扫见一突向膀胱腔内的结节状肿块（箭头），基底附着于膀胱前壁，附着处的膀胱壁不规则增厚

（2）病灶密度多较均匀，肿瘤内有坏死和钙化者可显示密度不均匀。

（3）轮廓大多较规则，边缘清楚。

2. 膀胱壁局限性增厚

由肿瘤向膀胱壁浸润性生长所致。

3. 增强扫描

肿瘤多呈均匀性明显强化。

4. 转移征象

（1）首先是膀胱周围低密度的脂肪层内出现软组织密度影。

（2）进一步发展则累及前列腺和精囊，使膀胱三角区变小、闭塞。

（3）中晚期病例，盆腔淋巴结转移较多见。

5. 帮助肿瘤分期

CT不仅能观察肿瘤累及膀胱本身的范围和程度，还能显示病变对邻近脏器的侵犯以及是否存在淋巴结和远处转移。

6. 鉴别诊断

（1）膀胱血块：CT平扫膀胱血块可呈软组织密度块，但增强扫描不强化，常位于坠积部位，尤其是改变体位时其位置也随之改变。

（2）前列腺癌：晚期前列腺癌可侵犯膀胱，形似膀胱占位，但前者主体位于前列腺，后者位于膀胱。

（姜庆久）

第七章

神经系统疾病 CT 诊断

第一节　颅内肿瘤

一、脑膜瘤

脑膜瘤90%～95%为良性，占颅内肿瘤的13.4%，仅次于胶质瘤居第二位，发病的高峰年龄在45岁。女性发病多于男性，男女发病比为1：2。脑膜瘤起源于脑膜及脑膜间隙的衍生物，大部分来自蛛网膜帽状细胞，其好发部位与蛛网膜纤毛分布情况相平行，多分布于矢状窦旁、大脑凸面、蝶骨嵴、鞍结节、嗅沟、桥小脑角和小脑幕等部位。恶性脑膜瘤的生长特性、细胞形态具有恶性肿瘤的特点，并且可以发生转移。

（一）诊断要点

1. 症状和体征

（1）脑膜瘤生长缓慢，病程长，颅内压增高症状多不明显，常因肿瘤生长缓慢、瘤体大而临床症状轻微，出现早期症状平均要2.5年。

（2）局灶性症状，常以头痛和癫痫为首发症状。根据肿瘤部位不同还可出现视力、视野、嗅觉或听觉障碍及肢体运动障碍等。

（3）常引起邻近的颅骨增生、受压变薄或破坏，甚至穿破骨板使头皮局部隆起。

2. 脑电图检查

多为局限性异常Q波、慢波为主，背景脑电图的改变较轻微。脑膜瘤的血管越丰富δ波出现越明显。

3. X线平片

（1）脑膜瘤易引起颅骨的各种改变，头颅平片的定位征出现率可达30%～60%。

（2）颅骨内板增厚，骨板弥漫性增生，外板骨质增生呈针状放射。

（3）局部骨板变薄和破坏的发生率为10%左右。

（4）颅板的血管压迹增多。

4. 脑血管造影

（1）脑膜血管多为粗细均匀、排列整齐的小动脉网，动脉管腔纤细，轮廓清楚呈包绕状。

（2）肿瘤同时接受来自颈外、颈内动脉或椎动脉系统的双重供血。

（3）可见对比剂在肿瘤中滞留和肿瘤染色。

（4）肿瘤周围脑血管呈包绕状移位。

5. MRI检查

（1）肿瘤内可见流空血管影。

（2）T_1WI肿瘤周边可见假包膜形成的低信号环。

（3）增强时瘤体常呈均匀强化，并可见"脑膜尾征"，即与瘤体相连的硬脑膜呈窄带状强化。

（二）CT 表现

（1）CT 平扫见类圆形稍高密度、边缘清楚、具有脑外病变特征的肿块。

（2）肿瘤与骨板、大脑镰或天幕密切相连。骨窗像见骨板骨质增生或受压变薄，偶见骨破坏。

（3）瘤内可见沙砾样或不规则钙化（10%～20%），也可发生坏死、出血和囊变。

（4）增强扫描肿瘤多呈均匀一致性中度增强，瘤周水肿程度不一，占位效应明显。

（5）恶性脑膜瘤少见，肿瘤生长迅速，具有明显的侵袭性，瘤周水肿较明显。

（6）鉴别诊断。

1）位于脑室内的脑膜瘤多位于侧脑室三角区，易被误认为胶质瘤，但后者密度多不均匀，边界多不规则。

2）脑室内脉络丛乳头状瘤表现有时与脑膜瘤极为相似，但前者可引起未阻塞部分或阻塞远端发生脑积水，并常见肿瘤悬浮在脑脊液中。

二、蝶鞍区病变

（一）垂体腺瘤

垂体腺瘤是常见的良性肿瘤，约占颅内肿瘤的10%，居第三位。成年人中男女发病率相等，但分泌泌乳素的微腺瘤多为女性。垂体腺瘤近年来有增多趋势，特别是育龄妇女。肿瘤对人体的危害主要包括：①垂体激素过量分泌引起一系列的代谢紊乱和脏器损害；②肿瘤压迫使其他垂体激素低下，引起相应靶腺的功能低下；③压迫蝶鞍区结构引起相应功能障碍。

垂体腺瘤在大体形态上可分为：微腺瘤（直径 < 1.0 cm）、大腺瘤（直径 > 1.0 cm）和巨大腺瘤（直径 > 3.0 cm）。根据垂体腺瘤形态和功能相结合新的分类为：①泌乳素细胞腺瘤；②生长激素细胞腺瘤；③促肾上腺皮质激素细胞腺瘤；④促甲状腺素细胞腺瘤；⑤促性腺激素细胞腺瘤；⑥多分泌功能细胞腺瘤；⑦无内分泌功能细胞腺瘤；⑧恶性垂体腺瘤。

1. 诊断要点

（1）不同垂体腺瘤的临床表现。

1）泌乳素（PRL）腺瘤：约占垂体腺瘤的31%，主要以泌乳素增高、雌激素减少所致闭经、溢乳、不育、男性乳房发育和性功能减退为临床特征。

2）生长激素（HGH）腺瘤：约占垂体腺瘤的15%，由于生长激素持续分泌过多，在青春期前表现为巨人症，成人则表现为肢端肥大症。

3）促肾上腺皮质激素（ACTH）腺瘤：占垂体腺瘤的5%～10%，过多的 ACTH 引起皮质醇增多症（库欣综合征），出现向心性肥胖、皮肤黑色素沉着等。

4）无功能性腺瘤：占垂体腺瘤的20%～35%，多见于中年男性和绝经后女性。当肿瘤生长较大时，压迫视交叉和垂体组织则出现头痛、视力障碍和垂体功能低下。

（2）头痛：早期约2/3的患者出现头痛，呈间歇性发作。当肿瘤突破鞍膈时疼痛则可减轻或消失，出现颅内压增高时头痛剧烈。

（3）视力、视野障碍：肿瘤较大时，60%～80%的患者会出现不同视功能障碍，典型者多双颞侧偏盲。随着肿瘤的增大，依次出现颞下、鼻下、鼻上象限受累，以致全盲。

（4）其他神经和脑损害：尿崩症、精神症状和颅内压增高等。

（5）其他检查。

1）内分泌检查：应用内分泌放射免疫超微测量法发现泌乳素、生长激素和促肾上腺皮质激素等水平升高。

2）X 线平片：对诊断垂体腺瘤十分重要，可见蝶鞍扩大，鞍底下移或呈双底，后床突骨质吸收和破坏。

3）MRI 检查：对垂体微腺瘤的诊断优于 CT，垂体内常见低信号区，并见垂体上缘饱满、垂体柄和神经垂体的移位。

2. CT 表现

（1）垂体大腺瘤。

1）CT 平扫见鞍内及鞍上池处圆形或类圆形等密度（63%）或稍高密度（26%）肿块。

2）肿瘤密度多较均匀，少数因坏死、囊变和钙化而致密度不均，钙化少见，为 1%～14%。

3）增强扫描肿瘤呈均匀性或环形中度强化。

4）肿瘤向上生长突破鞍膈，在冠状位上为哑铃状称为"束腰征"，肿瘤大时向上侵犯鞍上池和视交叉；向下侵犯蝶窦；向两侧侵犯海绵窦。

5）鉴别诊断：①颅咽管瘤和囊性垂体腺瘤不易鉴别，但前者典型者呈蛋壳样钙化灶，后者钙化少见，在冠状位图像上，如肿瘤基底部紧贴鞍底或鞍底骨质受侵，多为垂体腺瘤；②鞍区脑膜瘤多在鞍上，具有"广基征"和沙砾样钙化，邻近骨质增厚对两者鉴别很有帮助。

（2）垂体微腺瘤（图 7-1）。

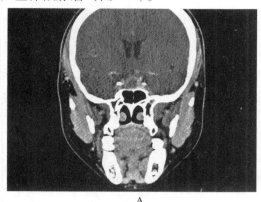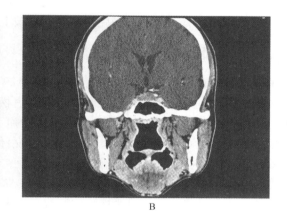

A B

图 7-1 垂体微腺瘤

A. 增强扫描冠状位垂体腺内较大类圆形低密度区，垂体高度较明显增加，相应鞍底骨质显示吸收变薄；B. 增强扫描冠状位见垂体上缘明显膨隆，垂体腺偏左密度略低，垂体柄稍向右移位（箭头）

1）直接征象：增强早期在垂体腺中出现类圆形、边界较清、局限性低密度区。延迟扫描微腺瘤呈等密度或高密度，所以扫描时间要早。

2）间接征象如下。①垂体高度异常，垂体腺瘤 40%～82% 有垂体高度增加（垂体正常高度：男性 <7 mm，女性 <9 mm）。但正常高度的垂体内发现微腺瘤也并不少见。②垂体上缘膨隆，78%～84% 的病例可见此征象。膨隆可以居中，但偏侧更有意义（必须注意青年女性正常垂体上缘可轻度隆起，垂体高度可达 10～12 mm）。③垂体柄偏移，占 18%～32% 的病例。④一侧鞍底局限性下陷或骨质改变（58%～63%）。⑤"血管丛征"，动态 CT 扫描时，肿瘤使垂体内毛细血管床受压、移位称为血管丛征。垂体毛细血管床表现为圆形血管丛，位于中线，垂体柄前，直径 3～4 mm，有的分散在垂体上方，表现为一平行的带状影。⑥鉴别诊断，空泡蝶鞍简称空蝶鞍，是指蝶鞍孔扩大或鞍膈缺损，蛛网膜和脑脊液疝入鞍内，多位于垂体前方，在 CT 上表现为蝶鞍扩大、骨质改变。鞍内见水样密度影与鞍上池直接相通，其内可见垂体柄，增强低密度周边无强化。囊性垂体腺瘤与蛛网膜下隙不通，增强时周边可见强化。

（二）空泡蝶鞍综合征

空泡蝶鞍综合征（ESS）简称"空鞍征"，是指蝶鞍被脑脊液所占据，致蝶鞍扩大，垂体受压缩小，临床出现占位症状及内分泌改变的一组综合征。鞍膈唯一开口由垂体柄通过，通常可防止脑脊液进入鞍内，当出现鞍膈先天性缺陷、脑脊液压力升高、鞍区蛛网膜粘连、垂体病变及某些内分泌因素作用时，垂体回缩而致空蝶鞍。原发性空泡蝶鞍综合征中男性略多于女性，高发年龄在 15～63 岁，以 35 岁以上者居多。

1. 诊断要点

（1）临床表现多有头痛、肥胖、视力减退和视野缺损，伴颅内压增高。

（2）少数患者有内分泌失调，以性功能减退为主，也可出现下丘脑综合征，女性月经紊乱、泌乳等。

（3）儿童多见生长激素缺乏所致的身材矮小、骨骼发育不良和甲状腺功能低下等表现。

（4）X线平片：显示蝶鞍扩大，呈球形或卵圆形。蝶鞍骨质多有吸收，蝶鞍背、后床突可近于消失，颅骨其他结构可有轻度骨质吸收，此与慢性颅内压增高有关。

（5）MRI检查：垂体组织受压变扁，紧贴于鞍底，鞍内充满水样信号的物质，垂体柄居中，鞍底明显下陷。

2. CT表现

（1）CT平扫见鞍内水样低密度区，增强后无强化。

（2）横断面图像可显示扩大的垂体窝，窝内垂体萎缩，充满低密度的脑脊液。

（3）冠状位图像见扩大的蛛网膜下隙占据蝶鞍上方，垂体受压，可伴蝶鞍扩大。

三、生殖细胞肿瘤

生殖细胞肿瘤的发病率占颅内肿瘤的0.5%~2%，多见于松果体区及鞍上。生殖细胞瘤占生殖细胞肿瘤的65%，也是松果体区最为常见的肿瘤，占松果体区肿瘤的50%以上，发病年龄高峰为12~14岁，平均年龄10岁，男女发病比为2.24：1。肿瘤为高度恶性，浸润性生长，可引起种植性和远处转移。发生在松果体区者以男性占绝大多数，位于鞍上者则以女性较为多见。

畸胎瘤和恶性畸胎瘤构成肿瘤的内容十分广泛，通常由两个胚层甚至三个胚层来源的组织构成，占颅内肿瘤的0.5%~1%，常见于20岁以下的男性少年及儿童。约半数位于松果体区，其次见于鞍区、脑室脉络丛及桥小脑角等部位，恶性畸胎瘤边界可不清楚，诊断取决于肿瘤是否伴有生殖细胞瘤及绒毛膜上皮癌的成分。

1. 诊断要点

（1）颅内压增高：早期即可出现，患者可有头痛、呕吐、视神经盘水肿及视力减退、展神经麻痹等症状。

（2）邻近结构受压征。

1）帕里诺综合征：眼球上下运动障碍、瞳孔散大或不等大。

2）听力障碍：出现耳鸣及听力减退。

3）共济障碍：出现躯干性共济障碍及眼球震颤，表现为步态不稳、协调动作迟缓及龙贝格征阳性。

4）下丘脑损害：主要表现为尿崩症，少数可出现嗜睡等。

（3）内分泌紊乱症状：性征发育紊乱，主要为性早熟。

（4）脑脊液检查：易发生肿瘤细胞脱落。

（5）肿瘤标志物检测：血清及脑脊液中的甲胎蛋白（AFP）和绒毛膜促性腺激素（HCG）升高，并可作为疗效评定及复发监测的重要手段。

（6）X线平片：主要表现为颅内压增高征象及松果体区异常钙化，10岁以下的儿童出现松果体区钙化斑或10岁以上其直径超过1cm者，应高度怀疑松果体区肿瘤的可能性。

2. CT表现

（1）生殖细胞瘤（图7-2）。

1）平扫见松果体区或第三脑室后部卵圆形或不规则形、边界清楚的等密度或稍高密度肿块。

2）松果体钙化率增大且被包埋于瘤块之中是此瘤的特征性表现，肿瘤本身也可见小结节状及斑点状钙化，平扫钙化率显示可达70%左右。

3）肿瘤易沿脑脊液通道发生种植性转移，室管膜受累可见其明显增厚且厚薄不均。

4）增强扫描肿瘤多呈均匀性中度强化，少数瘤体因坏死、囊变呈不均匀强化。瘤周常无水肿。

5）具有恶性特征的生殖细胞瘤常形态不规则、密度不均、边界不清，多沿脑室壁蔓延生长，并可侵犯周围脑组织。

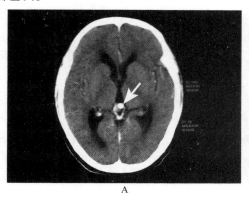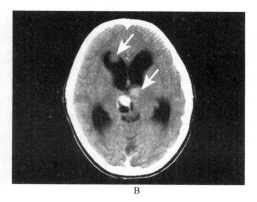

图 7-2　生殖细胞瘤

A. 增强扫描见松果体区松果体钙化增大（箭头）且部分被包埋于强化瘤体之中，幕上脑室稍显扩大积水；B. 增强扫描见松果体区不均匀强化病灶，且见松果体钙化增大，另见两侧侧脑室前角球形种植性转移灶（箭头）

（2）畸胎瘤。

1）平扫见类圆形或分叶状肿块，密度不均匀，边界清楚（图 7-3）。

2）囊性者囊液 CT 值为 –20 Hu 左右。

3）瘤内可见脂肪、钙化灶，有时可见具有特征性的高密度骨骼或牙齿样结构。

4）肿瘤的实性部分增强时表现为不同程度强化。

5）恶性畸胎瘤实质部分多，肿瘤边界不清，强化时实性部分明显强化，且不规则。

6）鉴别诊断：生殖细胞瘤密度较高且均匀，极少囊变且无脂肪成分。

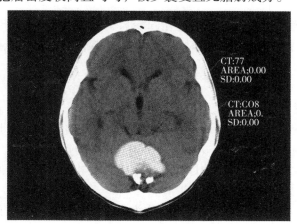

图 7-3　畸胎瘤

CT 平扫见颅后窝中线分叶状高密度肿块，其后缘见多发钙化灶

（贾新蕾）

第二节　脑血管病变

一、脑出血

脑出血是指脑实质内的出血。按病因分为外伤性和非外伤性两类，后者又称为原发性或自发性脑出血，为脑内的血管病变、坏死、破裂而引起的出血，如高血压、动脉瘤、血管畸形、血液病和脑肿瘤等。以高血压性脑出血最为常见，本节作重点叙述。

高血压性脑出血，其发生率约占脑出血的 40%，发病率在脑血管疾病中仅次于脑梗死，占第二位，但死亡率却占脑血管病的首位。多见于 50 岁以上成人，男女发病率相似。一般认为是在原发性高血压和脑动脉硬化的基础上，在血压骤升时引起脑小动脉破裂所致。出血部位多见于基底节，约占脑出血的 2/3，其次为丘脑、脑干、小脑，也可见于大脑半球。脑叶 – 脑出血一般分为急性期、亚急性期和慢性期。血肿及周围脑组织在不同时期的 CT 表现与血肿形成、吸收与囊变三个阶段的病理过程基本一致。血肿破入脑室可使血液流入脑室系统和蛛网膜下隙。

（一）诊断要点

1. 症状和体征

（1）高血压性脑出血多有高血压病史，常在情绪激动或过度体力活动时发病。

（2）起病急骤，多为突然发病，常有剧烈头痛、频繁呕吐、血压升高、语言不清等，病情发展迅速，很快就出现偏瘫、失语及不同程度的意识障碍，甚至昏迷。

（3）除以上一般表现外，各部位出血还可出现相应的症状和体征，常见的出血部位如下所述。

1）基底节出血：常累及内囊，可见典型的偏瘫、偏身感觉障碍和偏盲"三偏征"。

2）脑干出血：多见于脑桥出血，常有持续性高热、针尖样瞳孔、面部和四肢瘫痪或交叉瘫，严重的可在数分钟内进入深度昏迷。影响脑干呼吸中枢可出现呼吸不规则，于早期就出现呼吸困难。

3）小脑出血：可引起病侧肢体共济失调，但瘫痪不明显，大量出血压迫脑干，甚至发生枕大孔疝。

4）脑室出血：①脑内血肿破入脑室，往往在起病后 1 ~ 2 小时进入深度昏迷，出现四肢抽搐或四肢瘫痪；②可有脑膜刺激症状，双侧病理反射阳性；③呼吸深沉带鼾声，脉搏快速微弱且不规则，血压不稳定，体温升高等。

2. MRI 检查

脑出血的 MRI 信号改变可分为五期。

（1）超急性期：MRI 不如 CT，但对于出血 3 天后病程演变的观察则优于 CT。

（2）急性期（<3 天）：血肿在 T_1WI 为等信号，在 T_2WI 为低信号。

（3）亚急性期：在较早阶段 T_1WI 血肿边缘出现环状高信号，由周边开始逐渐向内发展；血肿出现后 6 ~ 8 天，T_2WI 也呈高信号，从周边向中央扩散。

（4）慢性期（≥15 天）：血肿在 T_1WI、T_2WI 均为高信号，在 T_2WI 上血肿与水肿之间出现低信号环。增强扫描也呈环形强化。

（5）残腔期（>2 个月）：形成一类似脑脊液的囊腔，T_1WI 为低信号，T_2WI 为高信号。

3. 腰椎穿刺

如脑出血破入脑室或蛛网膜下隙，脑脊液为血性。

（二）CT 表现

1. CT 平扫

（1）血肿及周围脑实质密度依病期不同表现各异。

1）新鲜血肿表现为脑内边界清楚的高密度区，呈肾形、椭圆形、不规则形，密度均匀，CT 值为

50 ~ 80 Hu，血肿周围常有一低密度坏死水肿带。

2）发病后 3 ~ 7 天，高密度血肿边缘模糊变淡，溶解与吸收逐渐向中心扩展，周围低密度环影增宽，高密度灶向心性缩小，血肿 CT 值下降，1 个月以后形成等密度或低密度灶。

3）2 个月后，血肿完全吸收液化形成囊腔，密度与脑脊液相似。

（2）血肿及周围水肿引起占位效应。

1）占位效应与血肿大小、水肿轻重、位置深浅有关，血肿越大占位效应越明显，可并发脑疝。

2）血肿及周围水肿引起占位效应于 1 ~ 4 周内的出现率在 90% 以上，一般在出血后 2 周水肿最明显，占位效应最重。

3）2 周后，随着血肿吸收和水肿减轻，占位效应也逐渐缓解。

4）2 个月后，占位效应消失，囊腔缩小，可有邻近脑组织萎缩改变。

（3）急性期脑出血可破入脑室或蛛网膜下隙。

1）进入脑室的血液可累及一侧、两侧侧脑室或全部脑室系统。

2）少量积血仅见于侧脑室后角或三角区，与上方脑室的脑脊液形成一液-血平面，大量出血则可形成脑室铸型。大量蛛网膜下隙出血可显示积血部位的脑池铸型。

3）CT 往往可发现血肿破入脑室的途径，以基底节内囊区血肿破入侧脑室最为多见。

4）脑室内积血较脑内血肿吸收快，1 ~ 3 周可完全吸收。

（4）血块堵塞脑脊液循环，可引起脑积水。

2. 增强扫描

（1）新鲜血肿无强化。出血后 1 周表现为血肿周围环形增强，环影可将环外低密度水肿与环内低密度血肿周边吸收带分开，中心高密度灶不强化。环形强化可持续 2 ~ 3 个月，以 4 ~ 6 周时为最明显。

（2）一般在急性期和慢性期因 CT 表现较为典型，不需要增强扫描。只有在血肿呈等密度时，增强意义较大。

3. 鉴别诊断

根据以上 CT 表现，脑出血诊断一般不难，但要明确是否为高血压性脑出血，还需要与外伤性脑出血、颅内动脉瘤破裂、动静脉畸形（AVM）血管破裂所致的脑出血、脑肿瘤出血及出血性脑梗死等相鉴别。

二、脑梗死

脑梗死是指因脑血管阻塞而造成的脑组织缺血性坏死或软化。在急性脑血管疾病中脑梗死占 50% 以上，发生于 40 岁以上者为多，最多见于 55 ~ 65 岁。其原因有：①脑血栓形成，继发于脑动脉粥样硬化、动脉瘤、血管畸形、感染或非感染性动脉炎等，以脑动脉粥样硬化引起血栓形成最常见；②脑栓塞，如血栓、气体和脂肪栓塞；③低血压和凝血状态，根据脑梗死的病理改变，可分为三期，即缺血期、梗死期和液化期，CT 能很好地反映各期病理变化。

脑梗死临床类型主要包括动脉粥样硬化血栓性脑梗死、栓塞性脑梗死和腔隙性脑梗死，另有 30% ~ 40% 在临床上不易分清为哪一型。脑梗死可发生在脑内任何部位，但以大脑中动脉供血区为多，梗死的范围与阻塞血管大小、血流量多少及侧支循环建立状况等有关。脑的穿支动脉闭塞后，可引起大脑深部，尤其是基底节、内囊、丘脑、半卵圆中心、皮质下白质等部位较小的梗死，直径为 5 ~ 15 mm，称为腔隙性脑梗死。在脑梗死基础上，原梗死区内又发生脑出血称为出血性脑梗死。

（一）诊断要点

1. 脑梗死临床表现

取决于脑损害的部位和大小，常见的临床表现如下。

（1）神经系统功能障碍：主要表现为头晕、头痛，部分患者有呕吐及精神症状，一般在最初 24 小时发展至高峰，可有不同程度昏迷。

（2）受累血管分布区脑部损害：如"三偏征"、失语、抽搐、共济失调等，较重的可表现为意识丧失、二便失禁、呼吸不规则。

2. 不同类型脑梗死的临床特点

（1）动脉粥样硬化性脑梗死。

1）发病年龄较高，常伴有动脉粥样硬化或高血压、糖尿病。

2）常于安静状态下发病，尤其是晨间睡醒后发现症状，发病前可能有短暂脑缺血发作史。

3）症状常在几小时后逐渐加重。

4）意识常保持清晰，但局部脑损害症状比较明显。

（2）栓塞性脑梗死。

1）发病年龄不一，以中青年居多。

2）起病急骤，大多无前驱症状，起病后在很短时间内症状可发展至高峰，也可因反复多支血管栓塞，在数天内呈阶梯式进行性恶化。

3）多数患者表现为失语、上肢单瘫、偏瘫、局灶性抽搐等。偏瘫以面部和上肢为重，少数患者表现为共济失调、交叉性瘫痪。

4）栓子来源分为心源性或非心源性，如同时伴有其他脏器栓塞存在则有助于脑栓塞的诊断。

（3）腔隙性脑梗死。

1）发病年龄大多在50岁以上，患者常有高血压动脉硬化、糖尿病、高脂血症。

2）呈急性或亚急性起病，多无意识障碍。

3）临床表现大多较轻，但颇为复杂，常见的有纯运动性卒中、伴有运动性失语的运动性卒中、纯感觉性卒中及感觉运动性卒中等。

（4）出血性脑梗死：临床表现差别较大，部分患者可在脑梗死发生后，症状再次加重，有的患者仅表现有脑梗死症状，以后的病程无明显波动。

3. MRI 检查

应用 MRI 弥散成像和灌注成像可于梗死后数小时就发现病灶。在梗死区主要表现为 T_1WI 低信号，T_2WI 高信号。对于腔隙性梗死灶 MRI 比 CT 可更早期显示出较小病灶，明显优于 CT 检查。

4. 脑血管造影

可直接显示血管闭塞，但不能显示脑梗死。

（二）CT 表现

1. 缺血性脑梗死

（1）CT 平扫。

1）仅少数患者于发病 6 ~ 24 小时内出现边界不清稍低密度灶，而大部分患者于 24 小时后才可见边界较清楚的低密度灶，密度可不均匀；其部位及范围与闭塞血管供血区一致，可同时累及皮质与髓质，多呈三角形或楔形。发生在分水岭区域的脑梗死多呈线条形。

2）发病 1 ~ 2 周，梗死区的密度进一步降低，且逐渐均匀一致，边界更加清楚。

3）发病 2 ~ 3 周，梗死区密度较前升高，病灶范围可缩小，变得不清楚，较小的病灶可完全变为等密度，称为"模糊效应"。

4）发病 4 ~ 8 周，梗死灶的密度逐渐下降，与脑脊液密度相近，最后可形成囊腔。

（2）增强扫描。

1）一般梗死后 3 ~ 7 天即可出现强化，2 ~ 3 周发生率最高，且强化最明显，可持续 4 ~ 6 周。

2）梗死灶强化形态可多种多样，多数表现为脑回状或斑点状、团块状。

（3）占位效应。

1）梗死灶由于并发脑水肿而出现占位效应，其程度依梗死区大小不同可造成局灶性或广泛性脑室系统变形、推移和中线结构移位。

2）占位效应在发病当天即可出现，病后 1 ~ 2 周最为显著。

3）发病 2 周以后占位效应由重转轻，逐渐消失，最后囊腔形成，可出现负占位效应，邻近脑实质萎缩，脑沟、脑池增宽，脑室扩大，中线结构可向患侧移位。

2. 腔隙性脑梗死

（1）CT平扫。

1）一般在发病后48~72小时可表现为圆形、卵圆形低密度灶，边界不清。4周左右形成脑脊液样低密度软化灶。

2）多位于基底节内囊区、丘脑、脑室旁深部白质、脑桥等，罕见累及皮质。

3）病灶大小一般为5~15mm，>15mm为巨大腔隙灶。

（2）增强扫描：在发病后2~3周可以出现强化现象。

（3）占位效应：无明显占位效应。

3. 出血性脑梗死

（1）CT平扫：常于发病后1周至数周，在三角形或楔形低密度梗死区内出现不规则斑片状高密度出血灶，边界不规则。

（2）增强扫描：在梗死的低密度区中仍可显示脑回状、斑片状强化。

（贾新蕾）

第三节 颅内感染和炎性病变

一、化脓性感染

颅内化脓性感染是化脓性细菌所致的一种疾病。本病常见于儿童、青少年，男性多于女性。病理改变：致病菌通过血液循环或其他途径播散到中枢神经系统，引起感染性血管炎，表现为急性脑梗死或脑出血，进而导致感染性脑炎或脑脓肿，最后形成包膜将致病菌局限于脓腔内。其累及范围包括脑膜、室管膜及脑实质。

脑化脓性感染可分为早期脑炎期、晚期脑炎期、脓肿形成早期和脓肿形成期。引起脑脓肿的病原体主要为化脓性细菌。病原体来源有耳源性、鼻源性、损伤性和血源性等。脑脓肿多数位于幕上，常为单发，少数也可有多发小脓肿。脑脓肿多发生在皮质与髓质交界处。

（一）诊断要点

1. 急性感染全身中毒症状和体征

发热、寒战、全身乏力、肌肉酸痛、食欲缺乏、头痛、嗜睡等；脑膜刺激征：如颈部抵抗、克尼格征和布鲁辛斯基征阳性。

2. 并发感染

常伴有其他部位化脓性感染病灶。

3. 颅内压增高表现

头痛、呕吐、视神经盘水肿及精神意识障碍。

4. 局灶定位体征

感觉障碍、运动障碍、共济失调等。还可出现癫痫发作。

5. 实验室检查

血白细胞计数增高，以中性粒细胞为主。

6. 腰椎穿刺

脑脊液（CSF）压力可增高，白细胞数增高明显，以中性粒细胞为主；脓肿形成后白细胞数仅轻度增高，以淋巴细胞、单核细胞为主；蛋白常增高，糖、氯化物多无明显改变。

7. MRI检查

可显示脑膜不同程度的强化，脑水肿和脓肿的环形强化，环壁厚薄均匀等改变。

（二）CT 表现

1. 化脓性脑膜炎

早期 CT 平扫表现正常，增强后可见脑膜异常强化，可有程度不一的脑水肿；晚期由于脑膜粘连可导致交通性脑积水改变和脑软化及脑萎缩。

2. 硬膜下或硬膜外积脓

CT 可见脑凸面或大脑镰旁的新月形或梭形的低密度阴影，增强后脑膜呈均匀一致的明显强化，有占位效应。

3. 脑脓肿

（1）早期为急性脑炎表现，发病 4 天以内表现为片状、边缘模糊的低密度阴影，占位不明显，增强后呈斑片状或脑回状强化。

（2）4～10 天内病灶仍呈低密度，可见占位效应，延迟扫描病灶中心有强化。

（3）10～14 天可见大片状低密度区内夹杂着等密度的环状阴影，可见完整的壁，增强扫描呈明显环状强化。

（4）14 天后可见脓肿形成，周围脑水肿明显，有程度不一的占位效应，增强后脓肿壁明显强化，其厚薄均匀是其特征。

（5）小脓肿常呈结节状或小环形强化。

（6）产气杆菌感染引起的脑脓肿，脓腔内可见气泡或液平。少数患者可形成多房脓肿，CT 表现为多环相连，较具特征性。

（7）鉴别诊断：有时需与肿瘤囊变鉴别，通常脓肿壁厚薄均匀，发生肿瘤囊变时其壁厚薄不均。

二、结核性感染

颅内结核性感染为继发性结核感染，多见于儿童和青年，可导致结核性脑膜炎和脑结核瘤形成。结核性脑膜炎常发生于脑基底池并引起脑膜增厚或粘连。

（一）诊断要点

1. 急性或亚急性起病

结核中毒症状表现为发热、盗汗、食欲缺乏、消瘦、乏力等。

2. 患者可有颅内压增高表现

如头痛、呕吐等。有的患者有精神障碍，癫痫发作，瘫痪，失语，展神经和动眼神经麻痹。

3. 主要的病征

脑膜刺激征颈项强直、克尼格征和布鲁辛斯基征阳性。

4. 可同时伴有其他部位结核

如肺、肾、脊柱、盆腔及腹膜等部位结核。

5. 实验室检查

（1）红细胞沉降率加快。

（2）脑脊液压力多增高、白细胞数多增高，以淋巴细胞和单核细胞为主；生化检查典型者糖、氯化物降低，以氯化物降低更为明显；蛋白含量绝大多数升高；脑脊液涂片镜检如发现结核菌可确诊；免疫学手段检测脑脊液结核抗体阳性率和特异性均较高，因此对该病诊断有非常重要的临床价值。

6. MRI 检查

表现为不同程度的脑积水和脑膜强化，有时伴有钙化。脑实质内可见结节样或环形强化病灶。

（二）CT 表现

1. 结核性脑膜炎

（1）鞍上池、大脑外侧裂密度增高，增强后可见鞍上池强化，大脑半球凸面的脑膜部分也可见异常强化。

（2）脑实质内弥漫分布的粟粒样结核灶可呈高密度，增强后明显强化，灶周可见水肿。

（3）脑膜和脑内结核病灶可以出现斑点状和结节样钙化，部分患者可以出现脑梗死灶，以腔隙性脑梗死为主，最常见于大脑中动脉分布区和基底节区，主要为感染性动脉炎所致。

（4）晚期由于脑膜粘连，CT 检查呈脑积水表现。

（5）MRI 对上述脑膜改变的显示明显优于 CT，但对钙化的显示较 CT 差。

（6）鉴别诊断：本病 CT 表现与其他病菌引起的脑膜炎相似，需要密切结合临床才能作出诊断；出现散在的钙化有助于定性诊断。

2. 脑结核瘤

（1）平扫病灶呈等密度或混杂密度的圆形或不规则形的病灶，可见钙化，病灶周围有程度不一的脑水肿。

（2）增强扫描病灶呈小结节状强化，少数呈环形强化或多环样强化表现。

（3）鉴别诊断：结核瘤的 CT 表现多不典型，与脑肿瘤及脑内其他感染较难鉴别，通常需要结合临床及实验室检查加以鉴别。

三、急性病毒性脑炎

急性病毒性脑炎为各种病毒侵犯神经系统而引起的脑部急性炎症性病变，包括单纯疱疹病毒性脑炎、腺病毒性脑炎、带状疱疹病毒性脑炎等。可发生于任何年龄。在中枢神经系统病毒感染中，除了带状疱疹病毒感染引起的脑炎较为局限以外，其他类型的病毒性脑炎均可弥漫性、对称性累及两侧的脑实质，而不是引起局灶性的脑组织病变和脑膜病变。

（一）诊断要点

1. 病毒感染症状

如发热、头痛、全身不适、咽喉痛、肌痛等。

2. 脑实质受损病征

精神异常、意识障碍、抽搐、瘫痪、脑神经麻痹、共济失调、颅内压增高和脑膜刺激征等。

3. 脑电图检查

多呈弥漫性异常改变，与病变严重程度平行一致。

4. 免疫学检查

血清和脑脊液各种特异性抗体滴度明显增高。

5. 腰椎穿刺

脑脊液有或无炎症改变，但均查不到细菌感染的证据。

6. MRI 检查

病灶常表现为长 T_1 和长 T_2，增强扫描可有不同程度的强化。

（二）CT 表现

（1）累及单侧或两侧大脑半球。

（2）CT 平扫为低密度区，边缘模糊，增强扫描可出现病变边缘线样或环形强化。可伴有占位征象。

（3）部分患者可表现为脑皮质呈脑回样高密度，为皮质出血所致；有的呈脑弥漫性损害，造成广泛脑软化、脑萎缩及皮质钙化。

（4）鉴别诊断：根据 CT 表现鉴别较难，需要依据临床和实验室检查鉴别。

（张冬云）

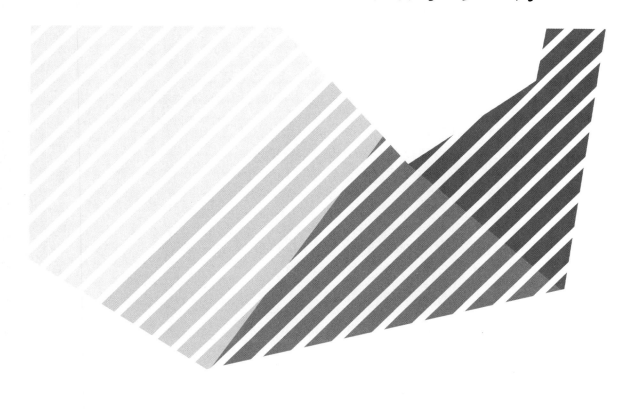

第三篇

MRI 临床诊断

第八章

神经系统疾病 MRI 诊断

第一节 脑血管病

一、高血压性脑出血

（一）临床表现与病理特征

高血压性脑动脉硬化为脑出血常见的原因。患者多有明确病史，突然发病，出血量一般较多。出血多位于幕上，常见于基底核区，也可发生在其他部位。依发病后时间顺序，脑内出血分为超急性期（<6 小时）、急性期（6~72 小时）、亚急性早期（4~6 天）、亚急性晚期（1~2 周）及慢性期（>2 周）。脑室内出血常与基底神经核（尤其尾状核）血肿破入脑室有关，影像学检查显示脑室内高密度或出血信号，并可见液平面。小脑及脑干出血少见。脑干出血以脑桥多见，由动脉破裂所致。局部出血多、压力较大时，可破入第四脑室。

（二）MRI 表现

高血压性动脉硬化所致脑内血肿的影像学表现与血肿形成的时间密切相关。对早期脑出血，CT 显示优于 MRI。急性期脑出血，CT 表现为高密度，尽管颅底的骨伪影可能使少量幕下出血难以诊断，但 CT 可清楚显示大多数脑出血。一般在出血后 6~8 周，由于出血溶解，CT 表现为脑脊液密度。血肿的 MR 信号多变，并受多种因素影响，除血红蛋白状态外，其他因素包括磁场强度、脉冲序列、红细胞状态、血凝块形成时间、氧合作用等。

MRI 优点是可以观察血肿的溶解过程。了解血肿的生理学改变，是理解出血信号在 MRI 变化的基础。急性血肿因含氧合血红蛋白及脱氧血红蛋白，在 T_1WI 呈等信号至轻度低信号，在 T_2WI 呈灰至黑色（低信号）；亚急性期血肿因形成正铁血红蛋白，在 T_1WI 及 T_2WI 均呈高信号（图 8-1）。伴随着正铁血红蛋白被巨噬细胞吞噬并转化为含铁血黄素，慢性期血肿在 T_2WI 可见血肿周围的低信号环。以上 MR 信号表现在高场 MRI 尤为明显。

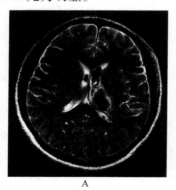 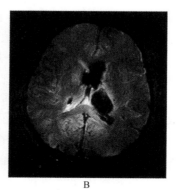

A   B

图 8-1

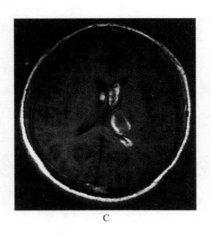

C

图8-1 脑出血

A. 轴面快速自旋回波序列（FSE）T_2WI；B. 轴面梯度回波（GRE）T_2WI；C. 轴面
FSE T_1WI；MRI显示左侧丘脑血肿，血肿破入双侧侧脑室体部和左侧侧脑室枕角

二、超急性期脑梗死与急性脑梗死

（一）临床表现与病理特征

脑梗死是临床常见疾病，具有发病率高、病死率高、致残率高等特点，严重威胁人类健康。伴随着人们对脑梗死病理生理学认识的提高，特别是提出"半暗带"概念和开展超微导管溶栓治疗后，临床需要在发病的超急性期内及时明确诊断，并评价缺血脑组织的血流灌注状态，以便选择最佳治疗方案。

依发病后时间顺序，脑梗死分为超急性期（<6小时）、急性期（6~72小时）、亚急性期（4~10天）及慢性期（>10天）。梗死发生4小时后，由于病变区持续性缺血缺氧，细胞膜离子泵衰竭，发生脑细胞毒性水肿。6小时后，血脑屏障破坏，脑细胞发生坏死，出现血管源性脑水肿。1~2周后，脑水肿逐渐减轻，坏死的脑组织液化，梗死区内出现吞噬细胞，坏死组织被清除。同时，病变区胶质细胞增生，肉芽组织形成。8~10周后，较大的病灶形成囊性软化灶，较小的病灶完全吸收。少数缺血性脑梗死在发病24~48小时后，可因血液再灌注（损伤）而在梗死区内发生出血，转变为出血性脑梗死。

（二）MRI表现

MRI检查是诊断缺血性脑梗死的有效方法，但MRI表现与梗死发病后的时间有关。常规MRI由于分辨力较低，往往需要在发病6小时后才能显示病灶，而且不能明确病变的范围及缺血半暗带大小，也无法区别短暂性脑缺血发作（TIA）与急性脑梗死，因此诊断价值有限。新的MRI技术，如功能性磁共振成像检查，可提供丰富的诊断信息，使缺血性脑梗死的MRI诊断有了突破性进展。

在脑梗死超急性期，T_2WI上脑血管可出现异常信号，表现为正常的血管流空消失。增强T_1WI可见动脉强化，这种血管内强化是脑梗死最早的征象。它与脑血流速度减慢有关，在发病后3~6小时即可显示。血管内强化在皮质梗死（相对深部白质梗死）更多见，一般出现在脑梗死区及其附近，有时也见于大面积的脑干梗死，但在基底核、丘脑、内囊及大脑脚的腔隙性梗死时很少见。

由于脑脊液（CSF）流动伪影及相邻脑皮质部分容积效的干扰，常规T_2WI不易显示大脑皮质表面、灰白质交界处、岛叶及脑室旁深部白质的脑梗死病灶，且不易对病变分期。液体抑制反转恢复序列（FLAIR）可抑制CSF信号，使背景信号减低，同时增加病变T_2权重成分，显著增加病灶与正常组织的对比，使病灶充分暴露。FLAIR的另一特点是可鉴别陈旧性与新发梗死灶。两者在T_2WI均为高信号。但在FLAIR，陈旧性梗死或软化灶因组织液化，内含自由水，T_1值与CSF相似，故通常呈低信号，或低信号伴有周围环状高信号；新发病灶含结合水，T_1值较CSF短，多呈高信号。但FLAIR仍不能对脑梗死作出精确分期，对超急性期梗死的检出率也不高。应用弥散加权成像（DWI）技术有望解决这一问题。

DWI 对缺血脑组织的改变很敏感，尤其是超急性期脑缺血。脑组织急性缺血后，由于缺血缺氧引起细胞膜 Na^+-K^+-ATP 酶泵功能降低，细胞内出现钠水潴留，即细胞毒性水肿。此时水分子弥散运动减慢，表现为表观弥散系数（ADC）值下降，而后随着细胞溶解，出现血管源性水肿，最后病灶软化。相应地 ADC 值在急性期降低，在亚急性期多数降低，而后逐渐回升。DWI 图与 ADC 图的信号表现相反，在 DWI 弥散快的组织呈低信号（ADC 值高），弥散慢的组织呈高信号（ADC 值低）。人脑梗死发病后 2 小时即可在 DWI 发现直径 4 mm 的小病灶；发病后 6～24 小时，T_2WI 可发现病灶，但与 DWI 比较，病变范围较小，信号强度较低。发病后 24～72 小时，DWI 与 T_1WI、T_2WI、FLAIR 显示的病变范围基本一致。72 小时后随诊观察，T_2WI 仍呈高信号，而病灶在 DWI 信号下降，且在不同病理进程中信号表现不同。随时间延长，DWI 信号继续下降，直至表现为低信号，此时 ADC 值升高。因此，DWI 不仅能对急性脑梗死定性分析，还可通过计算 ADC 与 rADC 值做定量分析，鉴别新发与陈旧性脑梗死，评价疗效及预后。

DWI、FLAIR、T_1WI、T_2WI 敏感性比较：对于急性脑梗死，FLAIR 序列敏感性高，常早于 T_1WI、T_2WI 显示病变，此时 FLAIR 可取代常规 T_2WI；DWI 显示病变更敏感，病变与正常组织对比更高，所显示的异常信号范围均不同程度大于常规 T_2WI 和 FLAIR 序列。DWI 敏感性虽高，但空间分辨力较低，在颅底部（如颞极、额中底部、小脑）磁敏感性伪影明显，而 FLAIR 显示这些部位的病变较好。DWI 与 FLAIR 在评价急性脑梗死病变中具有重要的临床价值，两者结合应用可鉴别新、旧梗死病灶，指导临床溶栓及灌注治疗。

灌注加权成像（PWI）显示脑梗死病灶比其他 MRI 更早（图 8-2），且可定量分析脑血流量（CBF）。在大多数急性脑梗死病例，PWI 与 DWI 表现存在一定差异。在超急性期，PWI 显示的脑组织血流灌注异常区域大于 DWI 的异常信号区，且 DWI 显示的异常信号区多位于病灶中心。缺血半暗带是指围绕异常弥散中心的周围正常弥散组织，它在超急性期灌注减少，随病程进展逐渐加重。如不及时治疗，于发病几小时后，DWI 所示的异常信号区域将逐渐扩大，与 PWI 所示的血流灌注异常区域趋于一致，最后，缺血组织完全进展为梗死组织。可见，在发病早期同时应用 PWI 和 DWI 检查，有可能区分可恢复的缺血脑组织与真正的梗死脑组织。

磁共振波谱（MRS）谱线能反映局部组织代谢物的构成、水平和变化，使脑梗死的研究达到细胞代谢水平。这有助于理解脑梗死的病理生理变化，判断预后和疗效。急性脑梗死 ^{31}P-MRS 主要表现为 PCr 和 ATP 下降，Pi 升高，同时 pH 降低。发病后数周 ^{31}P-MRS 的异常信号可反映梗死病变的代谢状况，提示不同的演变结局。脑梗死发生 24 小时内，^{1}H-MRS 显示病变区乳酸持续性升高，这与局部组织葡萄糖无氧酵解有关，有时因髓鞘破坏出现 N-乙酰天门冬氨酸（NAA）降低、胆碱（Cho）升高。

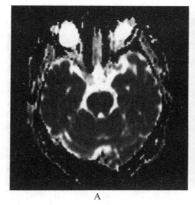 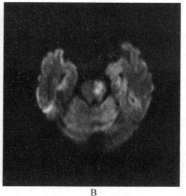

A   B

图 8-2

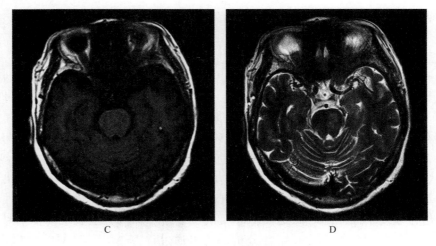

图 8-2　急性脑桥梗死

A. 轴面 ADC 图，脑组织未见明显异常信号；B. 与 A 图同层面 DWI，左侧脑桥可见斑片状高信号；C. 轴面 FSE T_1WI，左侧脑桥似有稍低信号；D. 轴面 FSE T_2WI，左侧脑桥可见斑片状稍高信号

三、静脉窦血栓与闭塞

（一）临床表现与病理特征

脑静脉窦血栓是一种特殊类型的脑血管病，分为非感染性与感染性两大类。前者多由外伤、消耗性疾病、某些血液病、妊娠、严重脱水、口服避孕药等所致，后者多继发于头面部感染，如化脓性脑膜炎、脑脓肿、败血症等疾病。主要临床表现为颅内压增高，如头痛、呕吐、视力下降、视神经盘水肿、偏侧肢体无力、偏瘫等。

本病发病机制和病理变化不同于动脉血栓形成，脑静脉回流障碍和脑脊液吸收障碍是主要改变。若静脉窦完全阻塞并累及大量侧支静脉，或血栓扩展到脑皮质静脉时，出现颅内压增高和脑静脉、脑脊液循环障碍，进而发生脑水肿、出血及坏死。疾病晚期，严重的静脉血流淤滞和颅内压增高将继发动脉血流减慢，导致脑组织缺血、缺氧，甚至梗死。因此，临床表现多样性是病因及病期不同、血栓范围和部位不同，以及继发性脑内病变综合作用的结果。

（二）MRI 表现（图 8-3）

脑静脉窦血栓最常发生于上矢状窦，根据形成时间长短，MRI 表现复杂多样，给诊断带来一定困难。急性期静脉窦血栓通常在 T_1WI 呈中等信号或明显高信号，T_2WI 显示静脉窦内极低信号，而静脉窦壁呈高信号。随着病程延长，血栓在 T_1WI 及 T_2WI 均呈高信号；有时在 T_1WI，血栓边缘呈高信号，中心呈等信号，这与脑内血肿的表现一致。T_2WI 显示静脉窦内流空信号消失，随病程发展静脉窦可能萎缩、闭塞。

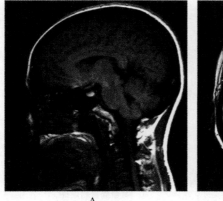

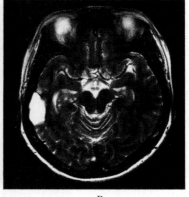

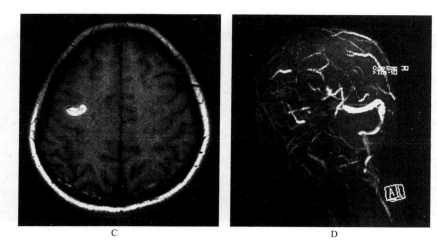

图 8-3　静脉窦血栓与闭塞

A. 矢状面 FSE T_1WI 显示上矢状窦中部及后部异常信号；B. 轴面 FSE T_2WI 显示右颞部异常长 T_2 信号，病变周边脑组织内见小片低信号（含铁血红素沉积）；C. 轴面 FSE T_1WI 显示右额叶高信号出血灶；D. 冠状面磁共振静脉成像（MRV）显示上矢状窦、右侧横窦及乙状窦闭塞

　　需要注意，缩短重复时间（TR）可使正常人脑静脉窦在 T_1WI 信号增高，应与静脉窦血栓鉴别。由于流入增强效应，正常人脑静脉窦的流空信号在 T_1WI 可呈明亮信号，类似静脉窦血栓表现。另外，血流缓慢也可使静脉窦信号强度增高；颞静脉存在较大逆流，可使部分发育较小的横窦呈高信号；乙状窦和颈静脉球内的涡流也常在自旋回波（SE）T_1WI 和 T_2WI 形成高信号。因此，对于疑似病例，应通过延长 TR、改变扫描层面以及 MRV 检查进一步鉴别。

　　MRV 因反映脑静脉窦的形态和血流状态，对诊断静脉窦血栓有一定优势。静脉窦血栓的直接征象为受累静脉窦闭塞、不规则狭窄和充盈缺损。由于静脉回流障碍，常见脑表面及深部静脉扩张、静脉血淤滞及侧支循环形成。但是，当存在静脉窦发育不良时，MRI 及 MRV 诊断本病存在困难。注射钆对比剂后增强 MRV 可得到更清晰的静脉图像，弥补这方面的不足。大脑除了浅静脉系统外，还有深静脉系统。后者由盖伦静脉和基底静脉组成。增强 MRV 显示深静脉比平扫 MRV 更清晰。若盖伦静脉形成血栓，可见局部引流区域（如双侧丘脑、尾状核、壳核、苍白球）脑水肿，侧脑室扩大。一般认为室间孔梗阻由水肿造成，而非静脉压升高所致。

四、脑动脉瘤

（一）临床表现与病理特征

　　脑动脉瘤是脑动脉的局限性扩张，发病率较高。患者主要症状有出血、局灶性神经功能障碍、脑血管痉挛等。绝大多数囊性动脉瘤是先天性血管发育不良和后天获得性脑血管病变共同作用的结果，此外，创伤和感染也可引起动脉瘤。高血压、吸烟、饮酒、滥用可卡因、避孕药、某些遗传因素也被认为与动脉瘤形成有关。

　　动脉瘤破裂危险因素包括瘤体大小、部位、形状、是否多发、性别、年龄等。瘤体大小是最主要因素，基底动脉末端动脉瘤最易出血，高血压、吸烟及饮酒增加破裂危险性。32% ~52% 的蛛网膜下隙出血为动脉瘤破裂引起。治疗时机不同，治疗方法、预后和康复差别很大。对于未破裂的动脉瘤，目前主张早期诊断、早期外科手术。

（二）MRI 表现

　　动脉瘤在 MRI 呈边界清楚的低信号，与动脉相连。血栓形成后，随血红蛋白代谢阶段不同，MR 信号强度可不同（图 8-4），据此可判断血栓范围、瘤腔大小及是否并发出血。瘤腔多位于动脉瘤的中央，呈低信号；如出现血液滞留，可呈高信号。

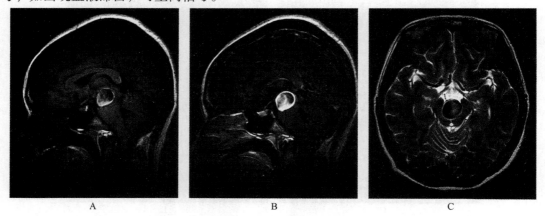

图 8-4　基底动脉动脉瘤

A. 矢状面 FSE T_1WI 显示脚间池圆形混杂信号病变，内部可见流动伪影；B. 增强 T_1WI 可见动脉瘤的囊壁部分明显强化；

C. 轴面 FSE T_2WI 显示动脉瘤内以低信号为主的混杂信号

动脉瘤破裂时常伴蛛网膜下隙出血。两侧大脑间裂的出血常与前交通动脉瘤破裂有关，外侧裂的出血常与大脑中动脉瘤破裂有关，第四脑室内血块常与小脑后下动脉瘤破裂有关，第三脑室或双侧侧脑室内血块常与前交通动脉瘤和大脑中动脉动脉瘤破裂有关。

五、脑血管畸形

（一）临床表现与病理特征

脑血管畸形包括动静脉畸形、毛细血管扩张症、海绵状血管瘤（最常见的隐匿性血管畸形）、脑静脉畸形或静脉瘤等，往往与胚胎发育异常有关。其中，动静脉畸形最常见，为迂曲扩张的动脉直接与静脉相连，中间没有毛细血管。畸形血管团的大小不等，多发于大脑中动脉系统，幕上多于幕下。由于存在动静脉短路，动静脉畸形使邻近的脑组织呈低灌注状态，易形成缺血或梗死。畸形血管易破裂，引起自发性出血。临床表现有癫痫发作、血管性头痛、进行性神经功能障碍等。

（二）MRI 表现

MRI 显示动静脉畸形处流空现象，即环状、线状或团状低信号结构，代表血管内高速血流。在静脉注射 Gd 对比剂后，高速血流的血管通常不强化，而低速血流的血管往往明显强化。GRE T_2WI 有助于评价局部的出血性改变。CT 显示形态不规则、边缘不清楚的等或高密度点状、弧线状血管影，提示血管钙化。

脑海绵状血管瘤并不少见，MRI 诊断敏感性、特异性及对病灶结构的显示均优于 CT。典型病变在 T_1WI 及 T_2WI 呈高信号或混杂信号，部分病例可见桑葚状或网络状结构。在 T_2WI，病灶周边常见低信号的含铁血黄素。在 GRE T_2WI，因出血使磁敏感效应增加，低信号更明显，发现小海绵状血管瘤更容易。部分海绵状血管瘤具有生长趋势，随访 MRI 可了解其演变情况。

毛细血管扩张症也是脑出血的原因之一。MRI 显示微小的灶性出血病灶时，可提示诊断。由于病变含有相对缓慢的血流，注射对比剂后可见强化表现。CT 扫描及常规血管造影检查时，往往为阴性结果。

脑静脉畸形或静脉瘤引起脑出血少见，典型表现为注射 Gd 对比剂后，病变血管在增强 T_1WI 呈"水母头"样改变，经中央髓静脉引流（图 8-5）。较大的静脉分支在平扫 MRI 可呈流空信号，在质子密度像有时可见线形高信号或低信号。由于血流速度缓慢，相位对比法磁共振血管成像（PC－MRA）检查时如选择恰当的流速参数，常可显示异常静脉。血管造影检查时，动脉期表现正常，静脉期可见扩张的髓静脉分支。本病并发海绵状血管瘤时，可有出血表现。

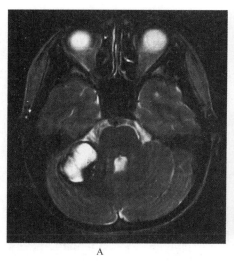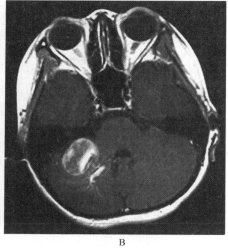

图 8-5 脑静脉畸形

A. 轴面 T_1WI 显示右侧小脑异常高信号，周边有含铁血黄素沉积（低信号环）；B. 轴面增强 T_1WI，可见团块状
出血灶及"水母头"样静脉畸形

六、脑小血管病

（一）临床表现与病理特征

脑小血管病（CSVD）是指血管内径小于 0.4 mm 的脑内小血管病变所导致的疾病。这些小血管病
变主要有管壁玻璃样变、脂质玻璃样变、纤维素性坏死和淀粉样物质沉积。小血管病变会导致局部的脑
组织异常。脑部损害主要表现为多发的腔隙性梗死灶和白质变性（又称为白质疏松）。因 CSVD 的病变
部位多在皮质下，故又称为皮质下缺血性血管病（SIVD）。发生脑组织损伤后，相当一部分 CSVD 患者
并不出现相应的临床症状，有些出现认知功能障碍、老年情感障碍、步态异常、缺血性脑卒中和脑内微
出血。目前已知高龄和高血压为 CSVD 的危险因素。

（二）MRI 表现（图 8-6）

CSVD 相关的 MRI 表现包括多发腔隙性脑梗死、白质疏松、微出血和血管周围间隙扩大。分述
如下。

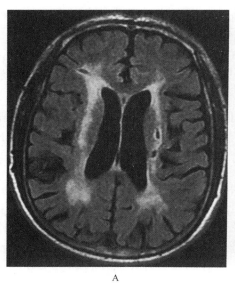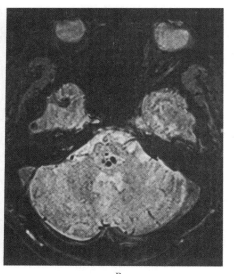

图 8-6

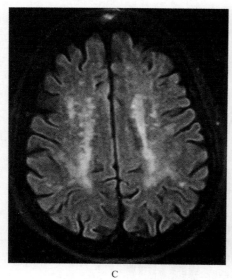
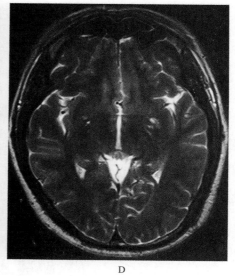

图 8-6　脑小血管病

A. 轴面 T_2 FLAIR，左侧脑室旁可见 2 个腔隙梗死灶；B. 轴面磁敏感加权成像（SWI）显示脑干微出血形成的多个低信号小灶；C. 轴面 T_2 FLAIR，两侧半卵圆中心可见多发的斑点及斑片状高信号，提示白质疏松；D. 轴面 FSE T_2WI，在双侧基底核区可见血管周围间隙扩大形成的点状高信号

（1）CSVD 导致的腔隙性脑梗死病灶直径往往小于 5 mm，在 T_1WI 呈明显低信号，在 T_2WI 呈高信号。病变主要分布在皮质-皮质下区域、基底核区、丘脑、脑干及小脑。T_2 FLAIR 可鉴别腔隙性脑梗死和血管周围间隙扩大，前者表现为环绕血管的高信号，后者表现为血管周围的均匀低信号。需要注意，并非所有的腔隙性脑梗死均由 CSVD 所致。皮质下小梗死病灶也见于较大动脉粥样硬化性狭窄造成的远端低灌注，或是斑块破裂形成的小栓子引起微血管栓塞。栓子也可能是心源性的。

（2）白质疏松是一个神经影像学术语，主要指脑室周围或皮质下白质、半卵圆中心、放射冠等处发生的缺血性损伤及脱髓鞘改变，在 CT 呈低密度，在 MRI T_2WI 呈白质内大小与形状各异的高信号，边界不清。在 T_2 FLAIR 显示效果更好。病变具体表现包括：①异常高信号围绕侧脑室前、后角或位于放射冠区；②围绕侧脑室形成条状、环形高信号；③深部白质或基底核区斑点状高信号；④脑白质内斑片状高信号；⑤脑白质内弥漫性高信号，指小灶病变融合成大片，形成遍布于白质区的弥漫性高信号。

（3）脑微出血又称为点状出血、陈旧性脑微出血、静息性脑微出血及出血性腔隙，指 GRE T_2WI 或 SWI 显示的 2~5 mm 小灶样、圆形、性质均一的信号缺失或低信号改变，病灶周围无水肿现象。这些病灶可以是新近的出血，也可是陈旧的含铁血黄素沉积。

（4）脑血管周围间隙指围绕在脑穿通动脉和其他小动脉周边的间隙。扩大的血管周围间隙直径通常为 3 mm，有时可达 15 mm，其典型 MRI 表现为在 FSE T_2WI 呈高信号，在 T_1WI 和 T_2FLAIR 呈低信号，边界清晰。与脑皮质梗死相比，血管周围间隙扩大与深部脑梗死的相关性更大，提示其与小血管病有关。

（三）鉴别诊断

CSVD 需与 CADASIL 鉴别。后者中文全称为伴有皮质下梗死和白质脑病的常染色体显性遗传性脑动脉病（CADASIL），是一种特殊类型的脑小血管病或血管性痴呆病，家族性患病倾向明显，主要临床表现为复发性缺血性卒中和进展性认知障碍，患者多在青壮年时期发病，男女均可发病，常伴有偏头痛和情感障碍，但无高血压、动脉粥样硬化等异常。50 岁以上发病少见。MRI 显示病变主要发生在脑白质（长 T_2 信号），提示弥漫性脱髓鞘、白质疏松、多发皮质下梗死小灶（直径＜30

mm）、腔隙性脑梗死（直径 < 15 mm）等异常，多伴有白质萎缩和脑室增大。CADASIL 有时累及基底核和丘脑。

（李玉泽）

第二节　脑外伤

一、硬膜外血肿

（一）临床表现与病理特征

硬膜外血肿位于颅骨内板与硬脑膜之间，约占外伤性颅内血肿的30%。出血来源包括：①脑膜中动脉，该动脉经棘孔入颅后，沿着颅骨内板的脑膜中动脉沟走行，在翼点分两支，均可破裂出血；②上矢状窦或横窦，骨折线经静脉窦致出血；③板障静脉或导血管，颅骨板障内有网状板障静脉和穿透颅骨导血管，损伤后出血沿骨折线流入硬膜外形成血肿；④膜前动脉和筛前、筛后动脉；⑤膜中静脉。

急性硬膜外血肿患者常有外伤史，临床容易诊断。慢性硬膜外血肿较少见，占 3.5% ~ 3.9%。其发病机制、临床表现及影像征象与急性血肿有所不同。临床表现以慢性颅内压增高症状为主，症状轻微而持久，如头痛、呕吐及视神经盘水肿。通常无脑局灶定位体征。

（二）MRI 表现

头颅 CT 诊断本病快速、简单、准确，其最佳征象为高密度双凸面脑外占位。在 MRI 可见血肿与脑组织之间的细黑线，即移位的硬脑膜（图 8-7）。急性硬膜外血肿的 MR 信号在多数脉冲序列与脑皮质相同。

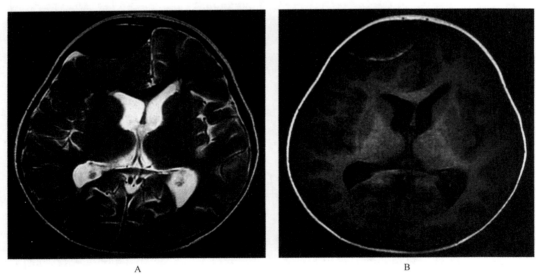

图 8-7　硬膜外血肿
A、B. 轴面 T_2WI 及 T_1WI 显示右额硬膜外双凸状异常信号，其内可见液平面，右额皮质受压、移位

（三）鉴别诊断

包括脑膜瘤、转移瘤及硬膜结核瘤。脑膜瘤及硬膜结核瘤病灶可有明显强化，而转移瘤可能伴有邻近颅骨破坏。

二、硬膜下血肿

（一）临床表现与病理特征

硬膜下血肿发生于硬脑膜和蛛网膜之间，是最常见的颅内血肿。常由直接颅脑外伤引起，间接外伤也可以引起。1/3 ~ 1/2 为双侧性血肿。外伤撕裂了横跨硬膜下的桥静脉，导致硬膜下出血。

依照部位不同及进展快慢，临床表现多样。慢性型自外伤到症状出现之间有一静止期，多由皮质小血管或矢状窦房桥静脉损伤所致。血液流入硬膜下间隙并自行凝结。因出血量少，此时可无症状。3 周以后血肿周围形成纤维囊壁，血肿逐渐液化，蛋白分解，囊内渗透压增高，脑脊液渗入囊内，致血肿体积增大，脑组织因受压而出现症状。

（二）MRI 表现

CT 诊断主要根据血肿形态、密度及一些间接征象。一般表现为颅骨内板下新月形均匀一致的高密度影。有些为条带弧状或梭形混合性硬膜外、硬膜下血肿，CT 无法分辨。MRI 在显示较小硬膜下血肿和确定血肿范围方面更具优势。冠状面、矢状面 MRI 有助于检出位于颞叶的下颅中窝血肿、头顶部血肿、大脑镰及靠近小脑幕的血肿（图 8-8）。硬膜在 MRI 呈低信号，有利于确定血肿在硬膜下或是硬膜外。硬膜下血肿在 FLAIR 序列表现为条弧状、月牙状高信号，与脑回、脑沟分界清楚。

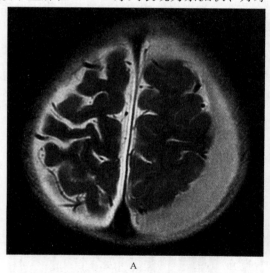
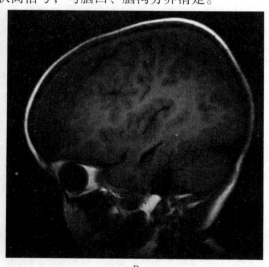

A   B

图 8-8　硬膜下血肿
A. 轴面 T_2WI；B. 矢状面 T_1WI；左侧额顶骨板下可见新月形血肿信号

（三）鉴别诊断

主要包括硬膜下水瘤、硬膜下渗出及由慢性脑膜炎、分流术后、低颅压等所致的硬脑膜病。

三、外伤性蛛网膜下隙出血

（一）临床表现与病理特征

本病为颅脑损伤后由于脑表面血管破裂或脑挫伤出血进入蛛网膜下隙，常积聚于脑沟、脑裂和脑池。因患者年龄、出血部位、出血量多少不同，临床表现各异。轻者可无症状，重者昏迷。绝大多数患者外伤后数小时内出现脑膜刺激征，如剧烈头痛、呕吐、颈项强直等。少数患者早期可出现精神症状。腰椎穿刺脑脊液检查可确诊。

相关病理过程包括：血液流入蛛网膜下隙使颅内体积增加，引起颅内压增高；血性脑脊液直接刺激脑膜致化学性脑膜炎；血性脑脊液直接刺激血管或血细胞产生多种血管收缩物质，引起脑血管痉挛，进而导致脑缺血、脑梗死。

（二）MRI 表现

CT 显示蛛网膜下隙高密度，多位于大脑外侧裂、前纵裂池、后纵裂池、鞍上池和环池。但 CT 阳性率随时间推移而减少，外伤 24 小时内 95％ 以上，1 周后不足 20％，2 周后几乎为零。MRI 在亚急性和慢性期可以弥补 CT 的不足（图 8-9）。在 GRE T_2WI，蛛网膜下隙出血表现为沿脑沟分布的低信号。本病急性期在常规 T_1WI、T_2WI 无特异征象，在 FLAIR 序列则显示脑沟、脑裂、脑池内弧形或线状高信号。

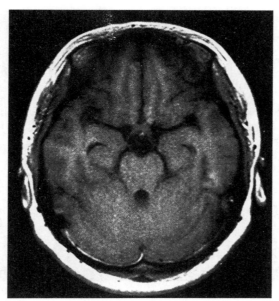

图 8-9　蛛网膜下隙出血
轴面 T_1WI 显示颅后窝蛛网膜下隙，（脑表面）线状高信号

四、弥漫性轴索损伤

（一）临床表现与病理特征

脑部弥漫性轴索损伤（DAI）又称为剪切伤，是重型闭合性颅脑损伤病变，临床症状重，病死率和致残率高。病理改变包括轴索微胶质增生和脱髓鞘改变，伴有或不伴有出血。因神经轴索（轴突）折曲、断裂，轴浆外溢而形成轴索回缩球，可伴有微胶质细胞簇形成。脑实质胶质细胞有不同程度的肿胀、变形，血管周围间隙扩大。毛细血管损伤造成脑实质和蛛网膜下隙出血。

DAI 患者常有意识丧失和显著的神经损害表现，大多数在伤后立即发生原发性持久昏迷，无间断清醒期或清醒期短。昏迷的主要原因是大脑轴索广泛损伤，使皮质与皮质下中枢失联，故昏迷时间与轴索损伤的范围和程度有关。临床上将 DAI 分为轻、中、重三型。

（二）MRI 表现

DAI 的 MRI 表现有以下几个方面。①弥漫性脑肿胀，双侧大脑半球皮髓质交界处出现模糊不清的长 T_1、长 T_2 信号，在 FLAIR 呈斑点状不均匀高信号。脑组织呈饱满状，脑沟、裂、池受压变窄或闭塞，多个脑叶受累。②脑实质出血灶，单发或多发，直径多小于 2.0 cm，均不构成血肿，无明显占位效应。主要分布于胼胝体周围、脑干上端、小脑、基底核区及皮髓质交界部。在急性期呈长 T_1、短 T_2 信号（图 8-10），在亚急性期呈短 T_1、长 T_2 信号，在 FLAIR 呈斑点状高信号。③蛛网膜下隙和（或）脑室出血，出血多见于脑干周围，尤其是四叠体池、环池、幕切迹以及侧脑室、第三脑室。平扫 T_1WI、T_2WI 显示超急性期或急性期出血欠佳，在亚急性期可见短 T_1、长 T_2 信号，在 FLAIR 呈高信号。④可合并其他损伤：如硬膜外血肿、硬膜下血肿、颅骨骨折等。本病急诊 CT 常见脑组织弥漫性肿胀，皮髓质分界不清，其交界处可有散在斑点状高密度出血灶，常伴有蛛网膜下隙出血。脑室、脑池受压变小，无局部占位征象。

（三）鉴别诊断

1. DAI 与脑挫裂伤鉴别

前者出血部位与外力作用无关，出血好发于胼胝体、皮髓质交界区、脑干、小脑等处，呈类圆形或斑点状，直径多 <2.0 cm；后者出血多见于着力或对冲部位，呈斑片状或不规则形，直径可 >2.0 cm，常累及皮质。

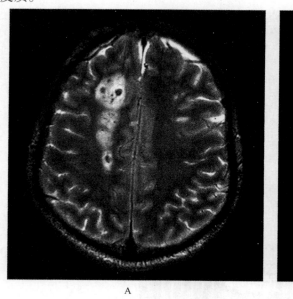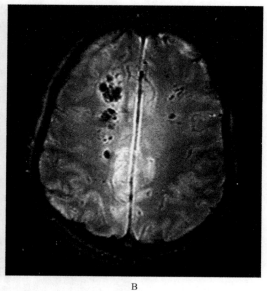

图 8-10　弥漫性轴索损伤

A. 轴面 T_2WI 显示双额灰、白质交界区片状长 T_2 异常信号，其内混杂点状低信号（出血）；B. 轴面 GRE T_2WI 显示更多斑点状低信号（出血）

2. DAI 与单纯硬膜外及硬膜下血肿鉴别

DAI 并发的硬膜外、硬膜下血肿表现为"梭形"或"新月形"稍高信号，但较局限，占位效应不明显，可能与出血量较少和弥漫性脑肿胀有关。

五、脑挫裂伤

（一）临床表现与病理特征

脑挫裂伤是颅脑损伤最常见的表现形式之一。脑组织浅层或深层有散在点状出血伴静脉瘀血，并存脑组织水肿者为脑挫伤；凡有软脑膜、血管及脑组织断裂者称为脑裂伤。习惯上将两者统称为脑挫裂伤。挫裂伤部位以直接接触颅骨粗糙缘的额颞叶多见。脑挫裂伤病情与其部位、范围和程度有关。范围越广，越接近颞底，临床症状越重，预后越差。

（二）MRI 表现

MRI 征象复杂多样，与挫裂伤后脑组织出血、水肿及液化有关。对于出血性脑挫裂伤（图 8-11），随着血肿内血红蛋白演变，即含氧血红蛋白→去氧血红蛋白→正铁血红蛋白→含铁血黄素，病灶的 MR 信号也随之变化。对于非出血性脑损伤，多表现为长 T_1、长 T_2 信号。由于脑脊液流动伪影，或与相邻脑皮质产生部分容积效应，病灶位于大脑皮质、灰白质交界处时不易显示，且难鉴别水肿与软化。FLAIR 序列对确定病变范围、检出重要功能区的小病灶、了解是否并发蛛网膜下隙出血很重要。

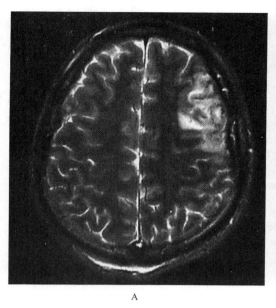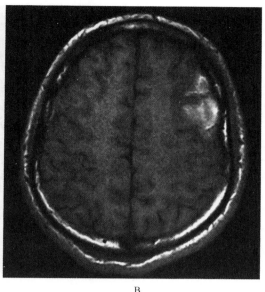

A　　　　　　　　　　　B

图 8-11　脑挫裂伤

A、B. 轴面 T_2WI 及 T_1WI 显示左额叶不规则形长 T_2 混杂信号及短 T_1 信号（出血）

（李玉泽）

第三节　颅内感染与肉芽肿性病变

颅内感染包括由细菌、病毒、真菌、寄生虫等引起的脑及脑膜病变。这些病变可以是化脓性或非化脓性、肉芽肿性或非肉芽肿性、囊性或实性、破坏性或增生性以及传染性或非传染性。有些疾病与个人生活史、饮食习惯及居住地关系密切，或与身体的免疫功能状态相关，可谓种类繁多。MRI 表现复杂，一些疾病的影像学所见缺乏特征，定性诊断困难。因篇幅所限，不能在此逐一描述，本章列举部分常见的疾病，分述如下。

一、硬膜外脓肿

（一）临床表现与病理特征

硬膜外脓肿为颅骨内板与硬脑膜之间脓液的聚集。多由额窦炎、乳突炎及头颅手术所致，很少由颅内感染引起。临床表现为剧烈头痛、感染部位疼痛及压痛，伴有发热、局部软组织肿胀。如果出现进行性加重的神志改变、脑膜刺激征、抽搐及神经功能障碍，可能提示感染不再仅限于硬膜外腔，脑组织或已受累。如不及时清除积脓，预后不佳。因肿瘤开颅手术而并发硬膜外脓肿者，通常较隐匿，有时被误诊为肿瘤复发。

（二）MRI 表现

脓肿位于骨板下、呈梭形，较局限。病变在 T_1WI 信号强度略高于脑脊液，略低于脑组织；在 T_2WI 呈高信号。脓肿内缘在 T_1WI 及 T_2WI 均为低信号带，为内移的硬膜。注射对比剂后增强 T_1WI 可见脓肿包膜强化（图 8-12）。脓肿相邻皮质可见充血、水肿或静脉血栓形成。

（三）鉴别诊断

应注意区分硬膜下感染与非感染性脑外病变。MRI 对于 CT 显示困难的硬膜外脓肿，以及早期诊断与鉴别诊断有帮助。

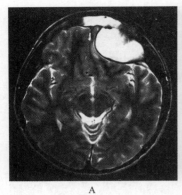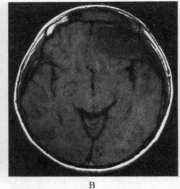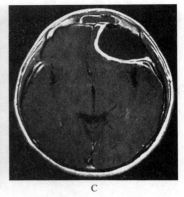

图 8-12 硬膜外脓肿

A、B. 轴面 T_2WI 及 T_1WI，在左额骨板下见豆状硬膜外脓肿，脓肿内缘可见低信号硬膜内移；

C. 轴面增强 T_1WI 显示脓肿包膜强化

二、硬膜下脓肿

（一）临床表现与病理特征

脓肿位于硬脑膜下、蛛网膜外，多呈薄层状，广泛扩散并常因粘连而形成复发性脓腔。感染多来自颅骨骨髓炎（鼻窦炎及中耳炎并发症）、外伤、手术污染等，血源性感染少见。临床表现包括头痛、呕吐、发热、痉挛发作、意识障碍以及颅内压增高和局灶定位体征。脑脊液内蛋白及白细胞可增高，周围血常规示白细胞增高。

（二）MRI 表现

硬膜下脓肿多位于大脑半球表面，多为新月形，偶呈梭形，常向脑裂延伸。本病的 MR 信号强度类似硬膜外脓肿，但其内缘无硬膜的低信号带。脓肿相邻皮质可见水肿。

三、脑脓肿

（一）临床表现与病理特征

是由于病原微生物入侵而在脑实质内形成的脓肿。感染途径包括：①邻近感染直接扩散，如耳源性脑脓肿、鼻源性脑脓肿；②开放性颅脑外伤，即损伤性脑脓肿；③血行播散。原发灶不明者被称为隐源性脑脓肿。病理改变一般分为三期：初期为急性脑炎期，中期为脓腔形成期，末期为包膜形成期。在急性脑炎阶段，局部有炎性细胞浸润，由于该部位小血管的脓毒性静脉炎，或动脉被感染性栓子阻塞，使局部脑组织软化、坏死，继而出现多个小液化区，附近脑组织有水肿。在中期，局限性液化区扩大，相互沟通汇合成脓腔，开始含有少量脓液，周围为一薄层不明显且不规则的炎性肉芽组织，邻近脑组织水肿及胶质细胞增生。在末期，脓腔外围的肉芽组织因血管周围结缔组织和神经胶质细胞增生，逐步形成脓肿包膜。但包膜形成快慢不一，取决于炎症的性质、发展的快慢和机体的反应程度。脑脓肿常为单个，也可多房，但散布于不同部位的多发性脑脓肿少见。脑脓肿常伴有局部的浆液性脑膜炎或蛛网膜炎，并可并发化脓性脑膜炎，硬膜下及硬膜外脓肿，特别是继发于邻近结构感染者。

临床表现包括疲劳、嗜睡、高热等急性感染症状，急性脑炎期明显；颅内压增高症状，视神经盘水肿、呕吐、头痛、痉挛发作及精神淡漠；局部占位征，额叶可有失语、精神症状，偏瘫及症状性癫痫发作，颞叶可有上视野缺损，感觉性失语及颞骨岩尖综合征。小脑脓肿可有眩晕、共济失调、眼震及脑膜刺激征。顶叶与枕叶脓肿较少。耳源性脓肿多位于颞叶及小脑，血源性脑脓肿的感染源以胸部为多。

（二）MRI 表现

可分为四期。发病 3 天之内，即急性脑炎早期，MRI 显示病变区长 T_1、长 T_2 信号，边界不清，有占位效应，增强 T_1WI 可见斑状强化。脑炎晚期，一般为第 4～10 天，在增强 T_1WI 出现环形强化病灶。脓肿壁形成早期（第 10～14 天），增强 T_1WI 可见明显环状强化（图 8-13），薄壁而完整，厚度均一；脓肿壁形成晚期，即发病 14 天以后，脓肿较小时，壁变厚，水肿及占位效应减轻，增强 T_1WI 呈结节状强化。强化由脓肿壁内层肉芽组织引起。产气菌感染所致的脓肿，脓腔内可有气体，形成液平面。典型脓肿在 DWI 呈高信号。

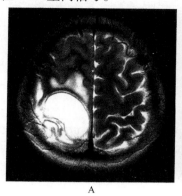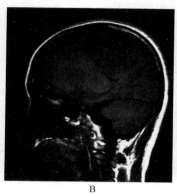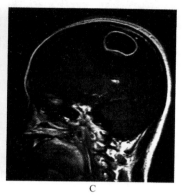

A   B   C

图 8-13　脑脓肿

A. 轴面 T_1WI，右顶可见类圆形病变，边界清楚，周边脑水肿明显；B、C. 注射钆对比剂前、后矢状面 T_1WI，脓肿壁环形强化，下壁稍欠光滑

（三）鉴别诊断

脑脓肿的 MRI 表现也可见于其他疾病。应注意与恶性胶质瘤、转移癌、术后肉芽组织形成、慢性颅内血肿以及硬膜外、硬膜下脓肿鉴别。

四、急性化脓性脑膜炎

（一）临床表现与病理特征

为化脓性细菌进入颅内引起的急性脑膜炎症。病理学方面，软脑膜血管充血，大量的炎性渗出物沉积；蛛网膜下隙、脑室管膜与脉络膜中充满炎症细胞与脓性渗出物；小血管常有阻塞，伴发近邻皮质的脑炎与小梗死灶；晚期产生脑膜粘连、增厚并引起交通性或梗阻性脑积水；儿童可发生硬膜下积液或积脓。脓性脑膜炎的颜色因所感染的细菌而异：葡萄球菌为灰色或黄色；肺炎双球菌为绿色；流感杆菌为灰色；大肠杆菌为灰黄色兼有臭味；铜绿假单胞菌（绿脓杆菌）为绿色。感染来源可为上呼吸道感染、头面部病灶、外伤污染、细菌性栓子及菌血症等。

临床多急性起病，发热，血中白细胞增高，全身中毒症状明显。除婴幼儿和休克患者外，均有明显的脑膜刺激症状：颈项强直，头后仰，克尼格征与布鲁辛斯基征阳性；可伴有不同程度的脑实质受损的病症，如精神、意识和运动等障碍；腰穿脑脊液压力增高，白细胞增高，多形核占优势；体液培养可找到病原菌。

（二）MRI 表现

早期无异常。随病情发展，MRI 显示基底池及脑沟结构不清，软膜、蛛网膜线性强化（图 8-14）。本病可出现多种并发症：①交通性脑积水，由脑底池及广泛性蛛网膜粘连或脑室壁粘连影响脑脊液循环所致，MRI 表现为脑室变形、扩大，侧脑室前角或脑室周围因脑脊液渗出而出现长 T_1、长 T_2 信号；②硬膜下积液或积脓，MRI 表现为颅骨内板下新月形病变，一侧或双侧，其包膜可强化；③炎症波及室管膜或脉络丛时，增强 T_1WI 可见脑室壁环形强化；④少数引发局限或广泛性脑水肿，局部脑实质可见异常强化，形成脑脓肿时出现相应 MRI 表现。此外，如果皮质静脉或硬膜窦形成栓塞，也可见相应区域的脑水肿表现。本病晚期可有脑软化及脑萎缩。

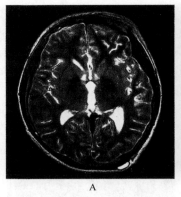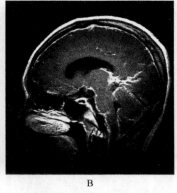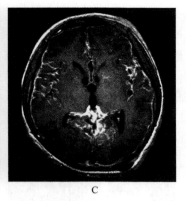

A   B   C

图 8-14　化脓性脑膜炎

A. 轴面 T_2WI，脑沟、裂、池模糊不清；B、C. 矢状面及轴面增强 T_1WI，可见广泛的软膜及蛛网膜线样异常强化

五、脑囊虫病

（一）临床表现与病理特征

脑囊虫病是人体吞服链状绦虫（猪肉绦虫）的虫卵，经胃肠消化卵化出幼虫，异位于脑膜、脑实质、脑室等处，引起神经系统症状。本病主要分布于我国长江以北，以东北、华北、西北地区多见。中间宿主为猪、狗、牛、羊等，人是绦虫的唯一终宿主。主要感染途径为生食及半生食被绦虫污染的猪肉，或吞服被绦虫卵污染的蔬菜及食物。虫卵在十二指肠中，卵化出囊蚴钻入肠壁，通过肠系膜小静脉进入体循环，再至脑实质，引起病变。脑内的囊蚴被脑组织形成的包囊包绕。包囊周围脑组织改变分为四层，自内向外依次为细胞层、胶原纤维层、炎性细胞层、神经组织层。囊内分两层膜，外层膜为细胞浸润，急性期多为多核及嗜酸性粒细胞，慢性期多为淋巴细胞及浆细胞；内层膜为玻璃体样变。囊内为囊蚴，其内膜上可见小白色的囊虫头节突起；囊蚴死亡液化后，囊内为含大量蛋白质的浑浊液体；液体吸收后，囊腔变小，壁皱缩增厚，也可发生钙化。由于囊蚴寄生部位不同，病灶大小、形态各异。脑室内囊蚴一般较大，多呈圆形，直径 $1 \sim 3$ mm 大小，多附着于脑室壁上或浮游于脑脊液中，引起局部室管膜炎，产生室管膜的肥厚及瘢痕性条纹，使脑室变形，脑脊液循环障碍。此外，由于脉络丛受囊虫毒素刺激，脑脊液分泌增加，产生脑积水。脑实质内囊蚴为圆形，多发，豌豆大小，多位于皮质深部及基底核区。脑组织在病变早期因炎症反应而肿胀，晚期脑萎缩。寄生于蛛网膜下隙的囊虫常位于颅底，以脚间池及交叉池多见，呈分支或葡萄状突起，产生慢性蛛网膜炎及粘连。

临床表现包括：①弥漫性脑水肿所致的意识障碍及精神症状；②各种类型癫痫发作及发作后的一过性肢体瘫痪（托德瘫痪）；③多变与波动的锥体束症状、小脑症状、锥体外系症状及脑神经障碍；④颅内压增高、脑积水及强迫头位等；⑤可见皮下结节，多位于头部及躯干部，数目不等，囊虫也可寄生于肌肉，造成假性肌肥大；⑥囊虫补体结合试验可为阳性。

（二）MRI 表现

根据囊蚴侵及部位不同，通常将脑囊虫病的 MRI 和 CT 表现分为四型。

1. 脑实质型

①急性脑炎型，表现类似一般脑炎，主要为双侧大脑半球髓质区异常信号，脑室变小，脑沟、裂、池消失或减少，增强扫描时病灶无强化，中线结构无移位。②多发或单发囊型，在囊尾蚴存活时，囊内容物为长 T_1、长 T_2 信号，与脑脊液类似；囊尾蚴头节为等信号。囊尾蚴死亡后，囊内液体变浑浊，T_1 信号增高，部分呈等信号，与周围脑组织信号类似；病灶周围常见水肿。③多发结节及环状强化型，受囊蚴蛋白刺激，局部肉芽组织增生，平扫 MRI 见脑内大片不规则异常信号，增强 T_1WI 显示结节状或环

状强化，病灶周围有水肿。④慢性钙化型，慢性期囊蚴死后继发机化，形成纤维组织并钙化，可发生于囊虫壁或囊内容物。CT 见大脑半球多发点状高密度影，圆形或椭圆形，直径2～3 mm，周围无水肿，中线无移位，增强扫描无强化。MRI 显示钙化不佳。

2. 脑室型

囊蚴寄生于脑室系统内，以第四脑室多见，也可见于第三脑室及侧脑室。MRI 见脑室内囊肿，其信号在 T_1WI 略高于脑脊液。因囊壁信号较高，故可分辨囊与周围的低信号脑脊液。同理，囊尾蚴头节在 T_1WI 呈稍高信号结节。

3. 脑膜型

主要表现为蛛网膜粘连或交通性脑积水。MRI 显示对称性脑室扩大，蛛网膜下隙变形、扩大，增强 T_1WI 可见脑膜强化，有时见囊壁强化。注意，蛛网膜囊肿多位于颅骨骨突处，在 T_1WI 比 T_2WI 更容易鉴别，FLAIR 序列显示囊肿更清楚。

4. 混合型

具有上述两型或更多的病变表现（图 8-15），也可为不同时期病变同时存在的状态。

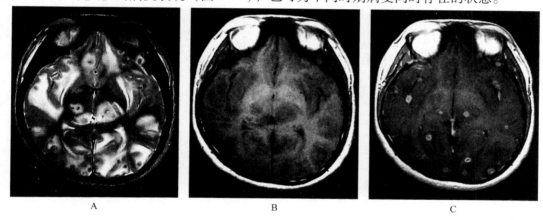

图 8-15　脑囊虫病

A、B. 轴面 T_2WI 及 T_1WI，脑内可见多发斑点与斑片状混杂信号，边界不清；C. 轴面增强 T_1WI，病变区可见结节状或环状强化，侧裂池内有小片状异常强化

六、脑血吸虫病

（一）临床表现与病理特征

脑血吸虫病是由寄生在门静脉的血吸虫的大量虫卵，通过血液循环栓塞脑血管引起，或与颅内血窦被成虫寄生及局部虫卵沉积有关。病理改变是结节状的虫卵性肉芽肿，侵及软脑膜及邻近的脑质。多见于顶叶，可继发脑水肿、脑软化、脉管炎及反应性胶质细胞增生。虫卵沉积处的血吸虫肉芽肿周围有丰富的浆细胞浸润，并有大量毛细血管包绕。

临床表现分为急性脑血吸虫病及慢性脑血吸虫病。急性型表现为急性脑膜脑炎，出现高热、嗜睡、昏迷、痉挛发作及脑膜刺激征。慢性型表现为各型癫痫发作，颅内占位及颅内压增高征。周围血中嗜酸性粒细胞增多，脑脊液中单核细胞及蛋白可轻度增加。大便中可找到虫卵或孵出毛蚴。

（二）MRI 表现

平扫 MRI 可见病变呈大片状长 T_1、长 T_2 信号，部分病灶伴出血改变。在增强 T_1WI，急性期病变可见斑点状强化；慢性期病变多呈肉芽肿样改变，表现为散在、多发的结节状强化。多数病灶周边水肿较重，而占位效应相对较轻。

（周建国）

第九章

呼吸系统疾病 MRI 诊断

第一节　肺结核

　　肺结核是肺部的常见疾病，常规 X 线、CT 对肺结核的影像学表现已有较深入的认识，但随着抗生素及抗结核药物的广泛应用，结核杆菌不仅产生了抗药性，其病变的表现也发生了一定变化。近年来，肺结核发病率有增多的趋势，而且其影像学病变的表现也越来越复杂，越来越不典型，X 线、CT 有时诊断非常困难，而 MR 检查可以提供非常有价值的信息。

　　初次感染的原发性肺结核常见于婴幼儿和儿童，一般无症状或症状较轻，随着预防接种卡介苗的普遍实施，原发综合征已非常少见。继发性肺结核常见于成人，近年有逐渐增多的趋势，临床表现与患者的体质等因素有关，常见症状包括：①全身中毒症状，如低热、盗汗、乏力、午后潮热、消瘦等；②局部症状有咳嗽、咯血等，并发胸膜炎时可出现胸痛。此外，患者结核菌素试验呈阳性，结核菌可从痰液、支气管吸出物和胃液中检出。

一、MRI 诊断要点

1. 渗出性病变

　　呈结节状或片状影，病灶边缘模糊，常为多发，T_2WI 呈较高信号，T_1WI 呈等信号，增强扫描强化较均匀。病灶内常可见支气管充气征。

2. 增殖性病变

　　周围渗出逐渐吸收，病灶边缘逐渐变清楚，T_2WI 信号变低，T_1WI 信号较肌肉高，病灶形态多不规则，可见收缩样改变。

3. 干酪样病变

　　病灶信号均匀，T_2WI 中央信号较高，增强扫描病灶中央坏死区多无强化。干酪样病变可表现为大片状，甚至累及一个肺时，常伴肺门及纵隔淋巴结肿大。有时与肺癌伴淋巴结肿大及阻塞性肺炎较相似，但肺门及纵隔内淋巴结增强扫描表现为环状强化，而肺癌的淋巴结表现为均匀强化，可资鉴别。结核球是被纤维包裹的干酪样病灶（图 9-1），直径一般大于 2 cm，3 cm 左右多见，大于 5 cm 少见。病灶偶尔也可见长、短毛刺或分叶。但结核球动态增强扫描表现为病灶早期迅速强化（肺动脉供血强化早于支气管动脉供血），然后下降，一般无平台期，延迟扫描病灶周围强化明显，而中央不强化或强化较弱。而肺癌增强扫描，动态强化略延迟，可维持一个平台期，延迟期强化均匀。

4. 空洞

　　结核空洞可多发也可单发，空洞壁薄者较多见，常为 2 ~ 3 mm，也可为厚壁。空洞内壁多不规则，空洞内常可见液平面。

5. 纤维化、钙化

　　纤维化呈索条状或大片状，形态不规则，常呈长毛刺状改变，T_2WI 信号相对较低。大片状纤维化，肺体积缩小有时与肺不张较难鉴别。纤维化并发支气管扩张时，T_2WI 可见聚拢的柱状改变，由于其内有液体聚集，T_2WI 信号较高，诊断较容易。MR 只能显示较大的钙化，T_2WI 和 T_1WI 均呈低信号。

6. 支气管内膜结核

影像学一般不能直接显示病灶，只能显示病灶并发的肺不张。在靠近肺门处无肿块，是和肺癌鉴别的重要征象。肺结核一般中上肺叶多见，近年下叶肺结核报道逐渐增多，以右侧多见。

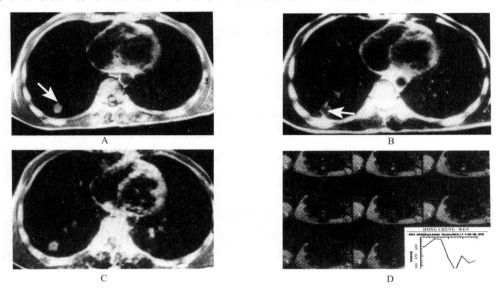

图 9-1 结核球

A. T_1WI 球形病灶，边缘有毛刺（箭头）；B. T_1WI 病灶中央呈较低信号（箭头）；C. 增强扫描周围强化明显，中央强化弱；D. 动态增强扫描，早期上升后迅速下降

二、鉴别诊断

1. 结核球和周围型肺癌

结核球边缘较光滑，分叶、毛刺较少见，周围常见卫星病灶。结核球多为肺动脉供血，动态增强病灶迅速强化，然后迅速下降，病灶中央不强化。周围型肺癌，肿块常有分叶及短毛刺，胸膜凹陷征也常见于周围型肺癌。周围型肺癌多系支气管动脉供血，动态增强扫描病灶强化较慢，造影剂在病灶内滞留时间长（部分造影剂渗入细胞外液），到达峰值后，可维持一个平台期，延迟期病灶强化均匀。

2. 肺门、纵隔淋巴结结核和转移性淋巴结肿大

淋巴结核增强扫描由于中央有干酪样坏死，病灶呈环行强化，转移性淋巴结常呈均匀强化。

（迟　强）

第二节　肺癌

肺癌是最常见的肺部原发恶性肿瘤，由于受空气污染及吸烟人数增多，我国肺癌发病率有逐年增多的趋势，在肿瘤的死因中，肺癌在男性居首位，在女性居第二位，发病年龄为 45 ~ 75 岁。

一、MRI 在肺癌的诊断中的优势

MRI 对肺癌的诊断价值不如 CT，但 MRI 在肺癌的诊断中有些独到之处，其主要优势如下。

（1）MRI 的 T_1WI、T_2WI 及增强扫描等提供更多的信息，有利于肿瘤的鉴别诊断。动态增强扫描可以提供肿瘤血供的动态信息。

（2）MRI 可多方位成像，清晰显示支气管，更好地显示支气管的阻塞情况。

（3）肿瘤与继发的阻塞性肺不张信号不同，可以较容易地区分肿瘤和肺不张，更明确地显示肿瘤的范围。

（4）对纵隔内淋巴结转移显示优于 CT，对肿瘤的胸膜转移、心包、纵隔侵犯等病变的显示优于 CT。

（5）MRI 血流成像等技术使 MRI 对血管显示较好，能清晰显示肿瘤和周围血管的关系及肿瘤内部血管的情况。

（6）对大量胸积液所掩盖的肺癌病灶，以及肺上沟瘤有很高的诊断价值。

二、MRI 诊断要点

1. 中央型肺癌

肺门周围肿块，是中央型肺癌的最直接表现。①管腔内型：支气管内可见软组织肿块；②管壁型：受累支气管管壁不规则增厚，管腔狭窄甚至梗阻；③管壁外型：多发生在肺段支气管，引起肺的阻塞性变化较轻。和常规 X 线及 CT 检查比，MRI 可以区分肿块和肺不张，T_2WI 肿块信号较肺不张低，增强扫描肿块强化也较周围不张的肺弱。

2. 周围型肺癌

为发生于肺野外围段以下支气管的肿瘤，MRI 表现为实质性肿块，可显示肺癌的常见形态学征象，如分叶与毛刺（图 9-2）；脐样征；兔耳征。动态增强可为周围型肺癌与其他疾病鉴别提供有价值的信息。当患者有大量胸腔积液时，由于胸腔积液在 T_1WI 为低信号改变，故可清楚显示中等信号的肿块征象，有利于诊断。

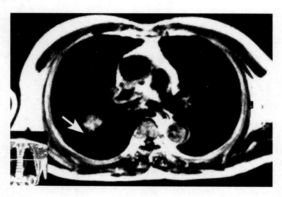

图 9-2　周围型肺癌

肿块可见明显的分叶与毛刺（箭头）

3. 细支气管肺泡癌

结节型表现同周围型肺癌相似；肺炎型表现同肺炎相似，双侧肺野内多发片状异常信号区，可呈毛玻璃状或蜂窝状改变，可以见到"支气管充气征"，患者常有明显的换气障碍，病变进展迅速。弥散型表现为两肺广泛分布的腺泡结节状阴影，结节可融合。

4. 肺上沟瘤

位于肺上叶的顶部，MRI 可显示肿瘤侵犯胸壁、肋骨。临床上典型表现为臂丛神经痛和霍纳三联征（患侧瞳孔缩小、上睑下垂和眼球内陷），称为肺上沟瘤综合征。

5. 肺癌转移征象

①直接蔓延：侵犯邻近脏层胸膜、心包和大血管，还可侵犯邻近胸壁。MRI 对胸膜转移显示非常清楚，T_2WI 胸腔积液呈高信号，胸膜转移结节呈稍高信号，对比非常明显。病灶还可经肺静脉侵犯左心房（图 9-3）。②淋巴转移：纵隔淋巴结转移常见的部位包括气管旁、主肺动脉窗、肺门、隆突下及食管奇静脉隐窝，在肿块和肺门淋巴结之间有时可见癌性淋巴管炎，肺癌转移淋巴结坏死非常少见，增强扫描多呈均匀强化，是与纵隔淋巴结核的重要鉴别点。③血行转移：肺内多发圆形、边缘光滑结节，好发于肺的外周。

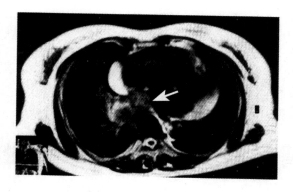

图 9-3 肺癌沿肺静脉侵犯左心房（箭头）

（刘跃华）

第十章

骨骼与关节疾病 MRI 诊断

第一节 关节外伤

一、关节脱位

常由外伤所致，也可继发于骨关节、软组织病变。

1. 直接征象

形成关节的各骨失去正常的解剖对应关系。

2. 间接征象

①关节囊肿胀积液：一般 T_1WI 呈低信号，T_2WI 呈高信号，合并有出血时 T_1WI、T_2WI 均为高信号。②肌肉、肌腱及韧带损伤：肌肉 T_1WI 信号减低，T_2WI 信号增高，肌腱、韧带损伤表现为 T_1WI、T_2WI 呈低信号的片状、条状信号增高影，或肌腱、韧带的连续性中断。③邻近骨髓内可出现水肿，呈 T_1WI 低信号、T_2WI 高信号，斑片状。

二、肌腱、韧带损伤

MRI 由于提供了良好的软组织对比，可以任意层面成像，能够鉴别肌腱、韧带及其周围脂肪组织，能够显示水肿和出血的存在，而且无创伤、无放射线损伤，因此，已经成为诊断肌腱、韧带损伤的首选影像学方法。肌腱、韧带损伤行 MRI 检查的主要目的是明确有无肌腱、韧带损伤以及损伤的位置、程度、范围、修复和手术后变化。

（一）肌腱、韧带损伤的分级

对肌腱韧带损伤的程度，人们采取了很多分级方法，其中最常用的方法是将其分为部分撕裂和完全撕裂。部分撕裂是指撕裂累及肌腱或韧带截面的一部分，延伸至一侧表面或未累及表面；完全撕裂是指撕裂累及肌腱或韧带截面的全部，延伸至两侧表面或者断端分离。也有学者根据损伤占肌腱韧带截面的百分比将部分撕裂分为两度，<50% 为 I 度，>50% 为 II 度，并指出这种分度方法更有利于指导临床选择治疗方案。

（二）MRI 诊断要点

1. 正常肌腱、韧带的信号特点及其损伤后的信号变化

正常的肌腱、韧带主要由纤维组织构成，其氢质子固定在多肽形成的致密网架上，不能参与 MR 成像，所以在任何序列均表现为低信号。但是，在肌腱、韧带损伤后，多肽网架遭到破坏，氢质子固定状态破坏，氢质子及水肿液使其在所有序列上均表现为信号增高。

2. 肌腱损伤的 MRI 表现

（1）部分撕裂：典型的肌腱部分撕裂表现为肌腱内部信号均匀或不均匀增高，可延伸至一侧表面，肌腱增粗或变细，多合并腱鞘积液及邻近组织水肿。一些部分撕裂的肌腱可表现为肌腱内部沿肌腱长轴的高信号带，不累及肌腱的表面。

（2）完全撕裂：典型表现为肌腱与附着点之间或肌腱本身连续性中断，近肌腹端回缩，断裂处肌腱消失，腱鞘内充满积液，而且多合并肌肉及邻近组织内出血或水肿。随着肌腱内部物质的变性过程，肌腱可呈梭形增粗，伴或不伴内部信号强度的增高。

3. 韧带损伤的 MRI 表现

（1）部分撕裂：韧带内部均匀或不均匀性信号强度增高，可延伸至一侧表面，并可伴韧带肿胀或变细，表面不规则或模糊，邻近组织水肿或积液（图 10-1）。

（2）完全撕裂：韧带连续性中断，呈弯曲波浪状、斑片状或团块状，其内高信号区跨过韧带的全层，信号强度在 T_1WI 上高于软骨，在 T_2WI 上高于水，边缘不规则，韧带增粗。韧带移位也是韧带完全性撕裂的一个非常可靠的征象，准确率达 100%。另外，在断裂的韧带周围常见水肿或积液。

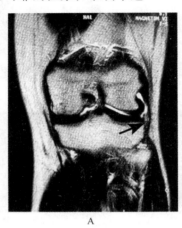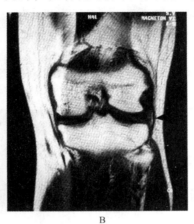

图 10-1　左膝关节腓侧副韧带部分撕裂

A. 冠状面 T_2WI，显示腓侧副韧带远端信号增高，而韧带轮廓尚完整；B. 在 T_1WI 相应区域也表现为稍高信号

4. 肌腱、韧带慢性损伤的 MRI 表现

随着肌腱、韧带慢性损伤内部水肿的吸收和组织机化、纤维化，信号强度逐渐降低，变为中等信号或低信号。增粗肿胀的肌腱、韧带变细、萎缩。

（王秀兰）

第二节　骨肿瘤

一、骨肿瘤 MRI 基本征象（图 10-2）

1. 骨皮质破坏

正常骨皮质在 T_1WI 和 T_2WI 及其他序列扫描像上均为低信号。肿瘤浸润或破坏骨皮质，在 T_1WI 和 T_2WI 上信号均增高，骨皮质变薄、连续性中断，局部为肿瘤组织取代，或形成软组织肿块。

2. 肿瘤骨

肿瘤细胞分泌的骨基质和类骨质矿化，T_1WI 和 T_2WI 均为低信号。常见于成骨型骨肉瘤病灶及软组织肿块内，呈条状、针状、大片状低信号影。

3. 肿瘤软骨及瘤软骨钙化

肿瘤软骨多为 T_2WI 高信号的透明软骨，软骨基质钙化在 T_2WI 比较敏感，钙化呈低信号。故常表现为较均匀高信号的肿瘤软骨被低信号的纤维组织间隔分隔成不规则的分叶状，其内或边缘夹有低信号钙化影。T_1WI 多为不均匀等信号、低混杂信号。增强扫描多呈不均匀条状强化，主要是纤维间隔强化，而瘤软骨强化不明显之故。应当指出的是 MR 对病变较敏感，但对小的钙化则不及 CT，甚至不及常规 X 线片。

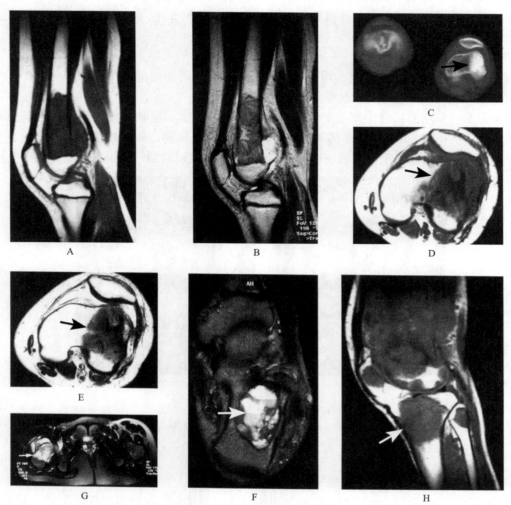

图 10-2　骨肿瘤的 MRI 基本征象

A、B. 矢状 T_1WI、T_2WI 示股骨下段骨质破坏，T_1WI、T_2WI 分别呈低信号、高信号，骨皮质穿破，并有明显软组织肿块形成；C. CT 显示股骨下段骨质破坏并高密度瘤骨形成（箭头），瘤骨在 MRI 的 T_1WI、T_2WI（D、E）均呈低信号（箭头）；F. 动脉瘤样骨囊肿，MRI T_2WI 显示液-液平面（箭头）；G、H. 股骨远端骨肉瘤，MRI T_1WI 显示肿瘤侵犯骨骺并胫骨近端跳跃性病灶（箭头）

4. 骨膜增生

正常骨膜 T_1WI 和 T_2WI 呈线状低信号，与骨皮质紧密相贴而不能区分。骨膜增生使骨膜增厚，信号增高而呈中等信号，与骨皮质分开。可呈多层线状低信号的葱皮状及其他各种形态，或增生的骨膜再被肿瘤突破出现骨膜三角（Codman 三角），其中间为肿瘤组织。

5. 软组织肿块

肿瘤破坏骨皮质突入软组织可形成软组织肿块，大多数的软组织肿块为 T_1WI 低混杂信号，肿瘤内出血则为高、中、低混杂信号。T_2WI 多为中、高混杂信号，其内有时还可出现液-液平面。

6. 病变内液-液平面

肿瘤坏死、囊变、出血后可在病灶内出现液-液平面，表现为病灶内上下两种液体信号，多数是病灶出血、坏死、囊变所致，T_1WI 上层为低信号，下层为中等信号，T_2WI 上层为高信号，下层为中等高信号。液-液平面常见于动脉瘤样骨囊肿，但也可见于其他肿瘤和肿瘤样病变。

7. 骨髓水肿

肿瘤周边的骨髓水肿表现为 T_1WI 低信号和 T_2WI、STIR 高信号，有时可与软组织内水肿连成片。

8. 髓内跳跃性播散

肿瘤在骨髓内播散，特别是跳跃性播散，常规 X 线甚至 CT 均较难以显示，由于骨髓内含有大量的脂肪，T_1WI 和 T_2WI 上均为高信号，而肿瘤骨髓内浸润和跳跃播散表现为与正常骨髓分界清楚的低信号影。抑脂 T_2WI 和增强扫描显示更清楚。

9. 肿瘤累及骨骺

过去曾认为骺板可以阻止肿瘤向关节方向发展，但实际上肿瘤可以累及骺板，甚至穿破骺板累及骨骺，在冠状位或矢状位最易显示 T_1WI 低信号的肿瘤累及骺板，或突破骺板累及骨骺。

二、骨软骨瘤

骨软骨瘤又称为外生骨疣，是一种常见的良性骨肿瘤。骨软骨瘤可分为单发性骨软骨瘤、多发性骨软骨瘤和骨外骨软骨瘤。

（一）单发性骨软骨瘤

单发性骨软骨瘤是最常见的类型，好发于青少年，男性多于女性。

1. MRI 诊断要点

（1）发病部位：多见于长骨的干骺端，以股骨下端和胫骨上端最常见，偶可发生于短骨和扁骨。

（2）形态特点：单发性骨软骨瘤呈疣状突起，大小自几厘米至十几厘米，位于干骺端者一般背离关节生长，但也有与骨干垂直者。分为广基型及带蒂型。前者基底较宽、顶部细小，呈锥形；后者基底细小、顶端较大，呈杵状、圆顶状或菜花状。骨疣是骨的延伸部分，基底部骨皮质及骨松质都是成熟的骨质，分别与发生骨的骨皮质及骨松质相延续。

（3）软骨帽：骨软骨瘤的冠部也称为软骨帽，呈带状，表面光滑，在 T_1WI 上呈中、低信号，在 T_2WI 上呈高信号。其厚度一般在 10 mm 以下，少数可以达到 13 mm。软骨帽下钙化部分呈长 T_1、短 T_2 信号。

（4）邻近组织改变：邻近骨皮质一般无增厚，软骨帽外无软组织肿块形成，周围软组织无水肿。

2. 恶变诊断

少于 1% 的单发性骨软骨瘤可以恶变，一般恶变为软骨肉瘤，少数恶变为骨肉瘤或纤维肉瘤。以下情况可提示恶变。

（1）骨骼生长发育停止后，肿瘤突然加快生长。

（2）软骨帽不规则增厚：一般认为年龄越小，软骨帽越厚，但如果 >1 cm 则应高度怀疑恶变，但也有学者认为 >2 cm 才提示恶变。

3. 鉴别诊断

单发型骨软骨瘤应注意与皮质旁型骨肉瘤鉴别，后者基底部骨皮质与发生骨骨皮质不连续，中央没有骨髓信号，而且周围组织有水肿，可资鉴别。

（二）多发性骨软骨瘤

多发性骨软骨瘤又称为遗传性多发性骨软骨瘤、家族性多发性外生骨疣、骨干骺连续症等。

1. MRI 诊断要点

（1）瘤体的形态及信号特点与单发者相似。

（2）受累骨改变：受累骨干骺端或骨干膨胀、增宽。若骨干受累则膨胀、增粗，甚至呈梭形改变。因此，当合并骨干增粗膨胀或干骺端增宽时，即使只有一个小骨软骨瘤，也应想到有多发的可能性。

2. 恶变诊断

多发性骨软骨瘤的恶变率约为 20%，远高于单发性者。表现与单发性者恶变相似。

（三）骨外骨软骨瘤

骨外骨软骨瘤又称为软组织软骨瘤，指发生于骨和滑膜以外的软骨瘤，是一种罕见的软组织良性肿瘤。

1. MRI 诊断要点

超过 80% 的病例发生于手指，其次为手、足趾、足等，肿瘤钙化为其特征性表现，钙化形态多种多样，可表现为斑点、环状、簇环或松果状、薄壳状等，边缘均清晰。MRI 见软骨信号可提示本病。

2. 鉴别诊断

（1）肿瘤钙质沉着症：为关节周围软组织的无痛性钙化肿物，多呈双侧对称、多发病变，好发于臀部、肩部、肘部，不累及关节，可见关节旁软组织内大小不一的钙化结节，聚集呈分叶状、团块状。

（2）骨旁骨肉瘤：好发于股骨远端，肿块多呈分叶状伸入软组织，一般不与肌肉或皮肤粘连，肿瘤与骨干有游离间隙具有特征性意义。

三、巨细胞瘤

巨细胞瘤为较常见的骨肿瘤，多发生于 20～40 岁的成年人。好发部位为长骨的骨端，以股骨下端最常见，其次为胫骨上端和桡骨远端。骨巨细胞瘤的组织起源未明。病理上主要由单核细胞、巨细胞和多核巨细胞构成，根据单核瘤细胞和多核巨细胞的组织学特点，将巨细胞瘤分为 3 级。1 级为良性；2 级为交界性，组织活跃；3 级为恶性。

（一）MRI 诊断要点

1. 膨胀性骨质破坏

破坏区偏心性位于骨端，直达关节面下；极度扩张的肿瘤可包绕邻近关节生长。

2. 破坏区内肿瘤组织信号特点

一般为 T_1WI 低信号，T_2WI 稍高信号或高信号，良性者信号较均匀，恶性者信号一般不均匀，瘤内可出现出血、坏死。增强扫描中度至明显强化（图 10-3）。

3. 骨包壳可完整和不完整

骨包壳不完整并不代表肿瘤为恶性，良性肿瘤骨包壳也可不完整，但肿瘤有完整包膜，不侵入邻近软组织形成肿块。

4. 恶性巨细胞瘤呈侵袭性生长

骨包壳不完整，肿瘤侵入邻近软组织形成肿块。

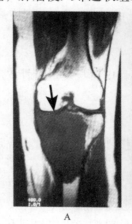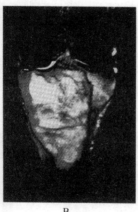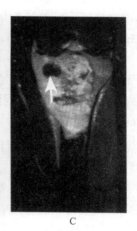

图 10-3　胫骨上端巨细胞瘤

平扫 T_1WI、T_2WI（A、B）显示胫骨上端膨胀性骨质破坏，直达关节面下，T_1WI 呈低信号，T_2WI 呈高信号，信号不均匀，增强扫描（C）明显强化，可见未强化的坏死区

（二）鉴别诊断

动脉瘤样骨囊肿好发于干骺端，骨质膨胀往往更明显，可见较多骨嵴或纤维分隔自边缘向瘤内伸展，瘤内 T_1WI 呈低信号，T_2WI 呈高信号，液-液平面征常见，增强扫描明显强化。

四、骨肉瘤

骨肉瘤是最常见的恶性骨肿瘤，好发于青少年，男性多于女性，多发生于长骨的干骺端，膝关节附近干骺端发病率超过总发病率的 70%。临床表现主要为疼痛和肿块。根据肿瘤细胞的主要组织成分不同，病理上骨肉瘤可分为骨母细胞型、软骨母细胞型、成纤维细胞型、混合型及血管扩张型。后者甚少见，且表现特殊，X 线平片表现为溶骨性骨质破坏，无硬化，肉眼上病变常表现为多个大的血腔，有少量实质性瘤组织，低倍镜下表现为多发大小、形态不一的血腔，并见较多的破骨细胞型巨细胞。高倍镜下血腔间隔内瘤细胞具多形性，细胞肥大，胞浆丰富，病理核分裂多见，可见有瘤细胞形成的类骨质及骨质。

（一）MRI 诊断要点（图 10-4）

1. 骨质破坏

松质骨多呈溶骨性破坏，破坏区为肿瘤组织所替代，呈 T_1WI 低信号、T_2WI 高信号。早期皮质骨呈虫蚀状破坏，病变进一步发展，小的破坏区融合为大的破坏区而使骨皮质呈不规则变薄及缺损，肿瘤组织占据破坏区，并侵入软组织形成肿块。

2. 骨膜反应

为与骨皮质平行或垂直的线状影，T_1WI、T_2WI 均呈低信号。以 T_2WI 更易显示，可见骨膜三角形成，三角内为软组织肿块充填。

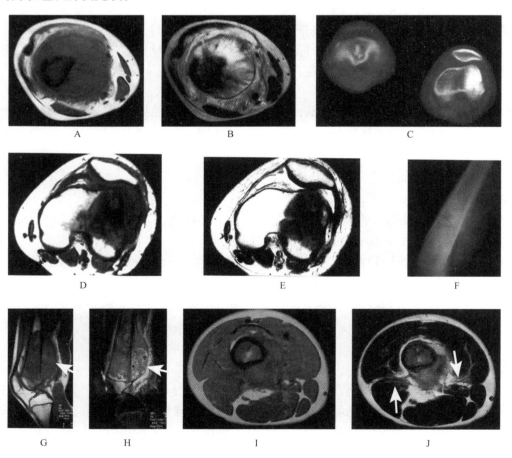

图 10-4

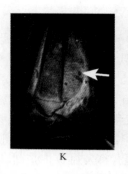
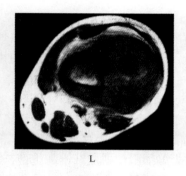
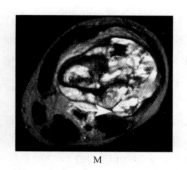

K   L   M

图 10-4　骨肉瘤

A、B. 股骨下段骨肉瘤，T_1WI、T_2WI 显示骨质破坏，累及松质骨和皮质骨，T_1WI 呈低信号，T_2WI 呈高信号，骨皮质不规则变薄及缺损，并软组织形成肿块；C. CT 显示股骨下段骨质破坏合并高密度瘤骨形成，瘤骨在 MRI 的 T_1WI、T_2WI（D、E）均呈低信号；F. 平片显示股骨下段后方条状骨膜反应增生，MRI T_1WI（G、I）、脂肪抑制 T_2WI（H）、T_2WI（J）均呈低信号，合并明显软组织肿块形成及瘤周水肿（呈羽毛状，T_1WI、T_2WI 分别呈低信号、高信号箭头），增强扫描（K）肿块明显强化；L、M. 显示骨质破坏、软组织肿块形成及明显的肿瘤坏死、液-液平面形成（箭头）

3. 肿瘤骨形成

形态及信号强度不一，可位于髓内外，典型表现为 T_1WI、T_2WI 均为低信号，但较不成熟的肿瘤骨表现为 T_1WI 略低信号或等信号，T_2WI 低信号或中等信号。

4. 软组织肿块

信号可均匀或不均匀，一般 T_1WI 呈低信号，T_2WI 呈高信号，导致信号不均的因素有瘤骨形成、瘤内坏死、出血等，瘤内可出现液-液平面。

5. 瘤周水肿

常见表现为肿瘤周围组织内片状、羽毛状异常信号影，T_1WI 呈低信号，T_2WI 呈高信号，信号均匀，增强扫描中等度强化，无明显占位效应，与肿瘤分界清楚。

6. 邻近结构侵犯

侵犯脂肪、肌肉时表现为肿瘤组织向其内浸润，边缘模糊，增强扫描明显强化。侵犯血管表现为肿瘤包绕血管，血管变扁或闭塞而显示不清。血管受压移位但未受侵犯时则表现为血管位于肿瘤外缘，可变扁，但不被肿瘤包绕。

（二）少见 MRI 表现

1. 跳跃性病灶

位于与原发肿瘤同一骨的近侧或关节相对另一骨端的髓腔内。可单发或多发，一般 T_1WI 为低信号，T_2WI 为高信号，增强扫描较明显强化（图 10-5）。

2. 侵犯骺板软骨（骺线）和骨骺

侵犯骺板软骨首先表现为 T_1WI 和 T_2WI 低信号的干骺端先期钙化带缺损、消失，骺板软骨和骨骺失去正常信号，被肿瘤组织所替代。一般来说，年龄越小，骺板越厚，肿瘤越不容易侵犯骨骺，反之亦然。

（三）其他类型骨肉瘤

1. 血管扩张型骨肉瘤

为一种具有特殊影像学表现及病理特点的骨肉瘤。好发年龄同一般骨肉瘤。好发于股骨下端，恶性度高，预后差。MRI 表现为溶骨性破坏，浸润性生长，边缘无硬化，可有骨膜反应增生及骨膜三角形成，破坏区可呈轻度膨胀性改变，破坏区内可见大小、形态不一的血腔形成，T_1WI 呈中等信号，T_2WI 呈高信号。

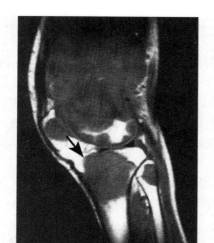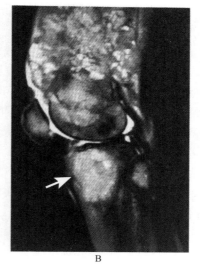

图 10-5　股骨远端骨肉瘤

MRI T_1WI、T_2WI 显示肿瘤侵犯股骨远端骨骺并胫骨近端跳跃性病灶（箭头）

2. 表面骨肉瘤

表面骨肉瘤与髓型骨肉瘤的起源不同，它发生于骨的表面组织。表面骨肉瘤包括 3 个亚型，即骨旁骨肉瘤、骨膜骨肉瘤和高度恶性表面骨肉瘤。

（1）骨旁骨肉瘤：好发于股骨远侧干骺端后侧。病理上典型表现为分化较好的 1～2 级骨肉瘤，主要包括瘤骨、瘤软骨和瘤纤维 3 种成分。以纤维细胞为主，有广泛正常的骨小梁，骨小梁为一层纤维细胞覆盖，软骨成分通常很少。MRI 表现为骨外蘑菇形 T_1WI、T_2WI 均为低信号的块影，呈宽基底或蒂状与骨皮质相连，肿瘤信号的高低与肿瘤骨的分化程度有关，即 T_1WI、T_2WI 上肿瘤骨信号越低，分化越好，恶性度越低；反之，T_1WI、T_2WI 上肿瘤骨信号越高，分化越差，恶性度越高。肿瘤的外周瘤骨少，信号比基底部高。肿瘤向周围生长有包绕骨干的趋势，瘤体范围往往超过其附着的基底部，外缘呈分叶状，较少伴有软组织肿块。瘤体除基底部外与骨干间有一透亮间隙，较少有骨膜反应（图 10-6）。

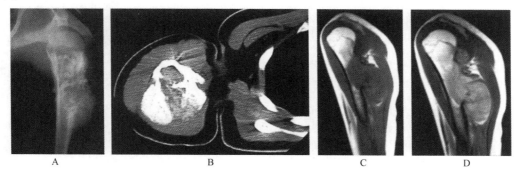

图 10-6　骨旁骨肉瘤

平片（A）显示与肱骨上段骨皮质相连的成骨性肿块，骨皮质破坏。CT（B）显示明显髓腔及骨皮质破坏
及肿块形成，明显成骨。MRI 平扫 T_1WI（C）显示肱骨上段骨质破坏，信号减低，并明显软组织肿块形成，
增强扫描（D）破坏区及软组织肿块明显强化

（2）骨膜骨肉瘤：是一种少见的恶性骨肿瘤，起源于骨膜。病理上肿瘤由软骨、骨、骨样组织及纤维组织组成，以低至中度恶性的软骨为主。病变好发于胫骨中段，14～20 岁为好发年龄。MRI 表现为骨表面肿块，位于皮质一侧，与皮质紧密相连，两者之间无间隙，无包绕骨干生长的趋势。肿块内瘤骨较少，呈斑点状、条状或不规则状，近皮质处明显，向外逐渐减少。肿瘤易较早侵犯骨皮质。可见骨

皮质增厚，其范围相当于或超过瘤体基底，可有骨质破坏，但骨皮质内侧面及髓腔较少侵犯。常见骨膜反应（常位于肿瘤的边缘部）及骨膜三角。

（3）高度恶性表面骨肉瘤：肿瘤主要由瘤骨或骨样组织、肿瘤结缔组织与瘤软骨构成，恶性度高，以软骨母细胞为主，无分化好的骨小梁，也无骨膜骨肉瘤所见的软骨岛形成。其组织学表现难以与骨髓型骨肉瘤区别。好侵犯长骨的干骺端及骨干，其 MRI 表现与骨膜骨肉瘤相似，为附着于长骨干骺端和骨干骨皮质表面的软组织肿瘤，其内可见数量不等的钙化或骨化影。骨皮质易受侵蚀，呈不规则或盘状骨质破坏，边界不清楚，骨髓腔容易受侵犯。骨膜反应及骨膜三角也常见。

3. 骨外骨肉瘤

极少见，表现为骨外的软组织肿块，信号多不均匀，可见不同程度的瘤骨形成。其与邻近骨无明显的关系。瘤骨形成是其定性征象。此型易与骨外软骨肉瘤或骨化性肌炎混淆。

4. 继发性骨肉瘤

老年人骨肉瘤可继发于佩吉特病，形成骨肉瘤的第二发病高峰期，除具有骨肉瘤的一般表现外，还有佩吉特病的表现，预后差。

（四）鉴别诊断

1. 急性骨髓炎

以溶骨性破坏为主，骨质增生不明显，邻近软组织肿胀、水肿，可有脓肿形成，但无软组织肿块，软组织内无瘤骨形成。皮下脂肪组织水肿，T_1WI 信号减低，T_2WI 信号增高。

2. 纤维肉瘤

纯溶骨性骨破坏，无瘤骨形成，发病年龄较骨肉瘤大。

3. 恶性巨细胞瘤

发病年龄较大，发生于骨骺愈合后，病变直达骨端，无肿瘤骨形成，常呈一定程度的膨胀性骨质破坏。

4. 动脉瘤样骨囊肿

血管扩张型骨肉瘤需与动脉瘤样骨囊肿鉴别。二者均可表现为膨胀性骨质破坏，有大小、形态不一的血腔形成，但后者呈明显的恶性表现，膨胀性骨破坏程度不及动脉瘤样骨囊肿，骨皮质易早期穿破而形成软组织肿块。

5. 尤文肉瘤

发病年龄较骨肉瘤小，临床上病变发展更迅速，病变沿髓腔蔓延明显，骨皮质穿破部位常见垂直或放射状骨针形成，而骨肉瘤常可见明显的肿瘤成骨。但有时病变沿髓腔蔓延范围较小时，二者鉴别困难。

（霍赛楠）

第三节　骨结核

绝大多数（95% 以上）骨关节结核继发于肺结核。脊柱结核最为多见，约占 76.2%，其次为足骨、手骨，两者共 16.62%，说明短骨结核明显比长骨结核多见。掌骨发病率高于指骨，在足部，第一跖骨和大姆趾骨结核最常见，为其他跖趾骨发病的总和。骨结核多见于儿童及青年。

一、脊柱结核

脊柱结核是最常见的骨结核，80% 以上继发于肺结核，好发于青少年，但目前 60 岁以上发病率呈明显上升趋势，为另一发病高峰。

MRI 诊断要点如下。

1. 椎体及附件改变

腰椎是脊柱结核最好发的部位，其次是颈椎和胸椎。多椎体受累是脊椎结核的一个重要特点，而且以椎间盘两侧对应部分为主，也可经椎旁组织侵犯至不相邻椎体。附件受累机会较少，单纯附件的结核则更少见。信号特点：在 T_1WI 上椎体及附件的破坏呈低至稍高信号，在 T_2WI 上，多数呈不均匀高信号，少数呈稍高信号。椎体变扁或呈楔形、不规则形，且多呈不均匀强化。

2. 椎间盘改变

椎间盘改变主要包括椎间盘破坏，椎间隙变窄或消失。在 T_1WI 上多呈低信号，部分可呈稍高信号。在 T_2WI 上多数呈不均匀高信号，少数可呈不均匀等信号至低信号，在冠、矢状面上低信号裂隙消失。增强扫描呈不均匀强化。

3. 椎旁软组织改变

半数以上的脊椎结核有椎旁软组织肿胀或肿块，多数形成脓肿，而且体积较大。增强扫描实性部分有强化，形成脓腔的部分则不强化。脓肿壁增强，多呈环形强化。

4. 硬膜囊及脊髓改变

硬膜囊受压较常见，可为椎旁脓肿或变形椎体压迫。脊髓受压水肿在 T_2WI 上呈高信号，边界不清晰。

5. 强化特点

受累椎体、椎间盘、椎旁软组织均可有不均匀强化。受累椎体强化早于椎间盘，这与化脓性脊柱炎相反，具有一定特异性。

根据发病部位不同脊柱结核可分为椎体型和附件型，前者常见。椎体型又分为中心型、边缘型和骨膜下型。

1. 椎体型

（1）中心型：多见于儿童，以胸椎多见。病变原发于椎体内骨松质。破坏常从椎体中心近前方开始，破坏区较小时仅表现为椎体内不规则骨质缺损，T_1WI 呈低信号，T_2WI 呈高信号，周围骨质可有不同程度的水肿。病变进一步发展可引起椎体塌陷变扁，破坏区内可有不规则的低信号钙化灶，以 T_2WI 明显。由于病变可较长时间局限于椎体内而不侵犯椎间盘，故椎间隙保持正常。后期病变穿破椎体骨皮质时可合并椎旁脓肿，呈 T_1WI 低信号、T_2WI 高信号的梭形块影，脓肿壁可有 T_1WI、T_2WI 均为低信号的钙化。增强扫描脓肿壁强化而脓腔内无强化。

（2）边缘型：也称为干骺型，为最常见的类型。多见于成人，以腰椎多见。病变原发于椎体的骨骺部即与椎间盘相邻的上下椎体面。MRI 表现为椎体骨质不同程度的缺损，骨破坏始于椎体的上下面和前缘，骨破坏明显时椎体压缩、楔形变。椎间盘较易受侵犯，椎间盘受累时表现为椎间盘 T_1WI 信号减低、T_2WI 信号增高，椎间盘部分缺损或完全破坏消失，椎间隙变窄以至消失、椎体融合（图 10-7）。可合并椎旁脓肿及腰大肌脓肿形成，增强扫描脓肿壁强化，椎体破坏区见不规则强化。

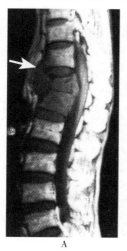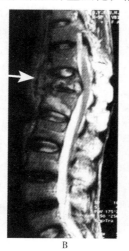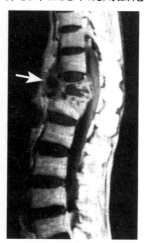

A　　　　　　　B　　　　　　　C

图 10-7

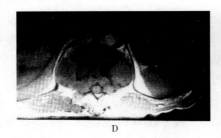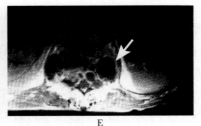

D   E

图 10-7 胸$_{12}$、腰$_1$ 椎体结核

矢状 T$_1$WI、T$_2$WI 及增强扫描矢状 T$_1$WI、横断 T$_1$WI 及增强扫描横断 T$_1$WI（A～E）示胸$_{12}$、腰$_1$ 椎体骨质
破坏，椎间盘破坏，椎间隙变窄，并明显椎旁脓肿形成，破坏区及椎旁脓肿呈片状及环形强化（箭头）

（3）骨膜下型：病变起自椎体前方骨膜下，病变发展破坏椎体前缘骨质及骨膜并侵及前纵韧带，沿前纵韧带下蔓延而形成椎旁脓肿。易侵犯多个椎体，形成多个椎体前缘凹陷形骨质缺损。椎间盘可较长时间保持不受侵犯，故椎间隙变窄可不明显。

2. 附件型

脊柱结核的少见类型，多发生于成年人。病变局限于椎弓根、椎板、棘突及横突。表现为附件不规则破坏，易合并椎旁脓肿形成。椎体及椎间盘可保持完整。

其他少见的脊柱结核有单椎体结核、多椎体破坏而椎间盘完好、多椎体跳跃式受累及棘突单独受累等形式。

脊柱结核的并发改变常有脊柱弯曲、成角畸形。椎旁脓肿常呈梭形、对称性，因重力关系，脓肿可向下发展至远离原发病灶的部位，脓肿也可向后位于椎管内、硬膜外。病变周围可形成结核性肉芽肿而成不规则实性块影，T$_1$WI 呈低信号，T$_2$WI 呈中等信号或稍高信号，增强扫描明显强化。

二、短骨结核

短骨结核呈明显膨胀性骨质破坏，其内信号不均，T$_1$WI 呈不均匀低信号，T$_2$WI 呈不均匀高信号。骨膜反应增生明显。增强扫描破坏区内呈明显不均匀强化。因邻近软组织较薄，冷脓肿形成后易侵及皮肤形成窦道。

三、长骨结核

长骨结核分为骨骺干骺端型及骨干型。前者表现为骨骺或干骺端内局限性骨质破坏，骨骺破坏区常位于骨骺中央，而干骺端破坏区多位于边缘部，破坏边界较清楚，破坏区内 T$_1$WI 呈低信号，T$_2$WI 呈高信号，如有死骨则信号可不均匀，但 MRI 对显示细小死骨不敏感。一般无骨膜反应增生，无软组织肿块形成。邻近软组织可见萎缩。骨骺结核易累及关节，出现关节结核的表现。骨干结核罕见。

（王俊峰）

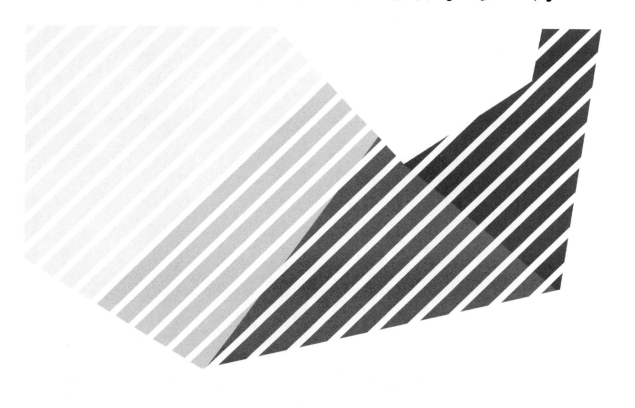

第四篇

核医学临床诊断

第四篇

民族手术体会篇

第十一章

呼吸系统核医学诊断

核医学在呼吸系统中的应用主要是肺显像。肺显像是基于肺的气体交换途径和肺的血流通路建立起来的一种检查方法。它可分为肺通气显像和肺灌注显像，前者主要是观察气道的通畅与否，了解肺局部通气功能，而后者则反映肺的血流灌注和分布情况。近年来，由于方法学上的不断改进，肺显像在心肺疾病的诊断中发挥了重要作用。

第一节　肺灌注显像

一、原理

肺具有丰富的小动脉和毛细血管系统，其直径为 7~9 μm。当静脉缓慢注入直径 10~60 μm 大小的放射性核素标记颗粒时，经右心随肺动脉血流到达肺脏，一过性均匀地嵌顿于部分肺的小毛细血管。这些暂时栓塞在小毛细血管内的放射性颗粒数与肺血流灌注量成正比，能反映肺动脉的血流灌注情况。此时用显像仪器在体外进行多体位平面显像或断层显像，可以观察肺内病变对肺血流分布的影响和受损情况。

二、显像剂

肺血流灌注最常用的显像剂是 ^{99m}Tc 标记的大颗粒聚合人白蛋白（MAA），颗粒直径为 10~90 μm；另一种是 ^{99m}Tc 标记的人白蛋白微球（HAM），颗粒直径为 10~30 μm。HAM 的优点是在一定范围内颗粒大小易于控制，分布比较均匀。两种显像剂的实际应用效果无明显差别，只是注入颗粒数量相同时，前者的蛋白重量明显低于后者，因此临床上以 ^{99m}Tc - MAA 应用较为普遍。在 MAA 药盒标记时，一般取新鲜的 ^{99m}TcO$_4^-$ 洗脱液，体积 3~6 mL（放射性活度应 >148 MBq/ mL）缓慢加入 MAA 药盒内轻摇混匀，避免产生大量泡沫，室温下放置 5~10 分钟后待用。一般标记后的 ^{99m}Tc - MAA 限制在 6 小时内使用为宜。

三、显像方法

1. 注射体位

受检者常规仰卧于检查床上，经肘静脉或双侧足背静脉（后者常用于双下肢深静脉显像，需扎紧止血带注射）缓慢注射 ^{99m}Tc - MAA 111~185 MBq（3~5 mCi），体积 ≥1 mL，含颗粒数约为（2~5）×10^5 个。静脉注射前应再次将注射器内的显像剂轻轻混匀，注射时避免抽回血，同时让患者深呼吸及观察患者有无胸闷、气短等不适症状发生。如有不适，应立即停止注射，及时给患者吸氧，服用镇静剂和平卧休息处理。注射显像剂 5~10 分钟后可进行肺灌注显像。

2. 平面显像

肺平面显像常规取6~8个体位，即前位（ANT）、后位（POST）、左侧位（LL）、右侧位（RL）、左后斜位（LPO）和右后斜位（RPO）。必要时加做左前斜位（LAO）、右前斜位（RAO）。显像采集条件：选用γ照相机或单光子发射计算机断层成像（SPECT），探头配低能通用平行孔或低能高分辨平行孔准直器，探测的有效视野应包括双肺全部，避免手臂对采集的影响。每个体位采集5×10^5计数，矩阵为128×128或256×256；窗宽为20%，能峰为140 keV，放大倍数为1.3~1.6。

3. 断层显像

患者取仰卧位，双手抱头。仪器采用SPECT，探头配置同平面显像。采集条件：探头沿肺部体表旋转360°，5.6°~6°/帧，采集时间15~30秒/帧，矩阵64×64或128×128，放大倍数同平面显像。采集的数据信息经计算机滤波和平滑处理，以反向投影方式重建肺横断面、冠状面和矢状面分析。

四、适应证

（1）肺动脉血栓栓塞的诊断及溶栓、抗凝后的疗效评价。

（2）原因不明的肺动脉高压的诊断与鉴别诊断。

（3）肺肿瘤术前可切除范围的判断及术后残留肺功能的预测。

（4）肺部疾病的肺血运受损情况和治疗后的疗效观察。

（5）疑为大动脉炎或结缔组织病等累及肺动脉者。

（6）先天性肺血管疾病及先天性心脏病右向左分流的诊断及定量分析。

（7）肺移植前肺功能及移植后排异反应的检测。

五、正常影像分析

（一）平面影像

1. 前位

右肺影像似长三角形，形态完整，肺底部呈弧形，受呼吸影响边缘略有不齐。左肺上部与右肺对称，下部受心脏挤压较窄而长。双肺尖、周边和肺底显像剂分布略显稀疏，其余部分显像剂分布均匀。双肺间空白区为心脏和纵隔位置。左肺显像剂分布较右肺稍淡，其下叶受心脏的影响稀疏区更为明显。临床上在诊断肺部疾病时，有时以肺段为基础观察病变侵及的范围和进一步施行治疗方案。所以选择合适的显像位置能清楚地观察各个肺段病变。前位像以暴露右肺的上、中叶和左肺上叶为主。所以，在此位置观察右肺尖段、前段、外段、内段、前基底段和左肺尖段、前段、上、下舌段、内基底段较清晰。

2. 后位

左右肺影像大小基本相同，中间呈条状空白区，为脊柱及脊柱旁组织所构成，双肺内显像剂分布均匀，上部及周边稍稀疏。该体位显露双肺叶最充分，对全面观察肺内血流分布较好。后位像有助于右肺后段、背段、后基底段及外基底段和左肺后段、背段、内、外基底段及后基底段病变的观察。

3. 侧位

右侧位肺影像似三角形，前缘较弯向前突出，约呈120°弧线，后缘向下垂直约呈160°弧线。左侧位形态似椭圆形，前下缘受心脏影响略向内凹陷。因受重力的影响双肺下部显像剂分布较上部略高，中部显像剂分布稀疏区是由肺门的影响所致。分析侧位像时，应注意对侧肺内显像剂分布干扰。借助右侧位像可以观察右肺前段、后段、内、外段和前、后、外基底段病变。在观察左侧位像时，以显示前段、上、下舌段、内、外基底段和后基底段的病变较清楚。

4. 斜位

双肺的斜位像类似一个长三角形。双肺内的显像剂分布下部高于上部，肺的叶间裂处常显示长条状显像剂分布稀疏带，边缘处向内略凹陷。前斜位时，双侧肺门区呈显像剂分布减低区。左前斜位像肺前缘可显示弧形显像剂分布缺损区，是心脏位置影响所致。双侧后斜位的后上部可因肩胛骨和肌肉的重叠常显示显像剂分布减低区。图像分析时应注意上述显像剂分布的变化。左前斜位是显示左肺舌段病变最为清晰的位置，同时也可观察前段、内、外基底段病变。右前斜位显示右肺中叶内、外段病变最清晰，借助此位置还可以观察右叶前段、后段、外基底段及后基底段的病变。左后斜位显示舌段、内、外基底段和后基底段病变最清晰，同时还能观察左叶背段和部分前段的病变。右后斜位显示右肺后段、背段、后基底段、外基底段和前基底段病变较清晰。

（二）断层显像

肺断层显像通常以人体纵向为长轴，重建双肺的横断面、冠状面和矢状面（图11-1）。以此种方式克服肺组织间的重叠干扰，更清楚地显示双肺各部的显像剂分布、形态变化和观察病变的位置及范围。

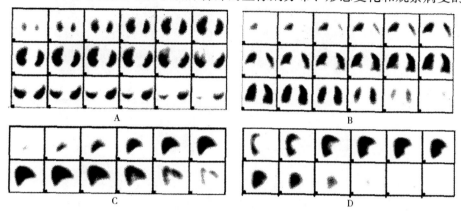

图 11-1　正常肺灌注 SPECT 图像
A. 横断面；B. 冠状面；C. 右肺矢状面；D. 左肺矢状面

1. 横断面

双肺的横断面形状似一对平放的"蚕豆"，其断面至上而下依次排列。最先显示的断面为肺尖、中间的空白区为脊柱；随着肺影增大，双侧对称的肺门影出现，前方逐渐增宽的空白区是纵隔和心影。在接近肺底时因膈肌的影响仅显露双肺外缘轮廓。

2. 冠状面

该层面的方向是从前向后依次排列，外形近似于前位像。起初的右肺冠状面类似椭圆形，左肺似长条状。随着肺影逐渐增宽，双肺呈对称的长椭圆形，之后逐渐似长三角形，中间的空白区是心影和纵隔，其后的空白区为脊柱影。

3. 矢状面

肺矢状面是从右肺至左肺方向依次进行排列。开始为右肺下角影，随切面增加肺影变大，近似右侧位肺影。之后右肺中心逐渐出现扩大的显像剂分布稀疏区和缺损区，依次为肺门、纵隔和心影位置。随着心影空白区增大，右肺纵隔面影像似勾状。左肺矢状面与右肺相似，并与右肺断面相对应。

六、异常影像分析

肺灌注显像的异常影像分析，主要依据肺内显像剂分布、肺的形态以及左右肺的相对位置变化来判断。

1. 显像剂分布异常

可见于下列5种情况：①一侧或部分肺不显影，多见于肺门部肿块压迫肺动脉，一侧肺动脉发育不良或由于心脏扩大压迫左下肺动脉等因素所致，少数人见于肺发育不全；②肺叶或肺节段性显像剂分布缺损区，此种情况是肺动脉血栓栓塞形成的特殊表现；③散在性显像剂分布不均，常见于肺部充血、水肿或炎症等；④条索状、圆球状或不规则局限性显像剂分布缺损区，主要见于肺部炎症和肺内占位性病变；⑤显像剂逆向分布，即肺尖部的显像剂分布高于肺底部，常见于肺动脉高压时肺血流分布逆转、肺心病和二尖瓣狭窄等情况。

2. 形态和位置异常

双肺可因周边器官或组织的病变导致灌注影像的形态失常和位置发生改变。常见的原因有胸腔积液或膈上病变使双肺下叶受挤压位置上移；肝脏上移可使右肺位置上移（图11-2）。有时纵隔内的肿瘤可将肺脏推向对侧，使正常肺灌注影像的形态和位置发生改变。这些原因在肺灌注显像分析时应注意鉴别。

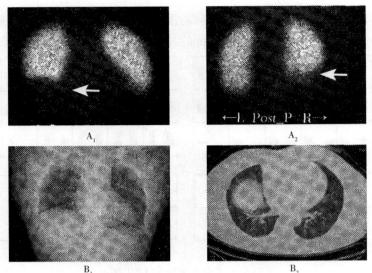

图11-2　肝脏上移致肺灌注显像右肺异常

A. 肺灌注示右肺下叶缺损区（A_1. 前位，A_2. 后位）；

B_{1-2}. 前位 X 线胸片及肺 CT 片示肝上移

（陈　琪）

第二节　肺通气显像

肺通气显像通常有放射性惰性气体和放射性气溶胶吸入两种方法，在实际应用中其意义不尽相同。由于放射性气溶胶吸入法操作简便，显像剂容易获得，目前临床应用较为广泛。

一、显像原理

肺通气显像是让受检者反复多次吸入密闭装置中的放射性气体，通过气道进入肺泡，使放射性气体在肺内达到一定活度后（^{133}Xe、^{81m}Kr 气体可随呼吸持续呼出体外；气溶胶则多沉积在气道和肺泡内，逐步分解被清除），用核素显像仪器从体外获得双肺的放射性分布及动态变化的影像；同时还可计算局部肺通气功能参数，从而反映肺通气功能、气道通畅、肺泡气体交换功能及肺泡壁的通透性等状况。

二、显像剂

肺通气显像剂由非水溶性放射性惰性气体和放射性气溶胶两大类组成。放射性惰性气体主要有 ^{133}Xe、^{127}Xe、^{81m}Kr 等。由于各种放射性惰性气体的物理半衰期、γ 射线的能量不同及获得的条件受限等因素，其中以 ^{133}Xe 应用较多。

放射性气溶胶的种类繁多，早期制备的各种气溶胶临床应用均不理想，随着雾化设备的不断改进和气溶胶显像剂的研制，逐渐以 ^{99m}Tc 标记物取代，其中 ^{99m}Tc – DTPA 应用最为广泛。近几年，新研制成功碳包裹的超微粒锝气体和氩气与氧气混合后制备的高锝气体均优于目前常用的 ^{99m}Tc – DTPA，是最为理想的肺气溶胶吸入显像剂。

三、显像方法

（一）^{133}Xe 通气显像

（1）^{133}Xe 通气显像需特殊的气体交换装置，用前应调整好各种阀门和气体回收系统。准备患者吸入用的面罩、口管等，并向患者简要说明吸入的方法，取得患者配合。

（2）采用 γ 相机或 SPECT，选择大视野探头，配低能通用型或低能高分辨型准直器。能峰为 80 keV，窗宽为 20%，放大倍数为 1.0 ~ 1.6，采集矩阵 128 × 128 或 256 × 256。

（3）患者取仰卧位或坐位，将大视野探头靠近患者后背，双肺应包括在视野内。给患者戴好面罩，开始呼吸 ^{133}Xe 装置供给的非放射性气体，以适应检查条件，然后分三个时相采集肺通气像。

（4）吸入相：让患者深吸气，再全力呼出残气。待患者再次深吸气时从注药口"弹丸"式注入 ^{133}Xe 555 ~ 740 MBq，深吸气后屏住呼吸，启动仪器采集 10 ~ 15 秒肺内放射性计数，此期为吸入期。

（5）平衡相：吸入相之后患者开始呼吸装置内补入 O_2 的 ^{133}Xe 混合气体，待混合气体内的 O_2 与 CO_2 达到平衡状态，仍需自由呼吸 3 ~ 5 分钟，待肺与呼吸装置内放射性计数平衡后，再采集 3×10^5 计数的平面像一帧。

（6）清除相：采集平衡相结束之后，将装置阀门调至消除档，让患者吸入室内空气，呼出带有 ^{133}Xe 的气体，并收集于装置内吸附处理。此时以 5 ~ 10 秒/帧速度，采集 3 ~ 5 分钟动态像。必要时适当延长时间或变换不同体位显像。

（二）气溶胶吸入显像

（1）目前常用 ^{99m}Tc - DTPA 或 technegas 两种方法。后者在使用前需将锝气体发生器充电备用。

（2）将 ^{99m}Tc - DTPA 1 110 ~ 1 850 MBq（体积 2 ~ 5 mL）或 TcO_4^-（体积 0.1 mL）185 ~ 370 MBq 分别加入气溶胶雾化装置或锝气体发生器装置内，制备放射性气溶胶。

（3）吸入前指导患者进行吸入方法训练，使其取得合作。然后，协助患者将通气管口送入口中咬紧（重症者可用面罩），持续吸入 ^{99m}Tc - DTPA 气溶胶需持续 10 ~ 20 分钟；锝气体除了方便普通患者应用外，更适于重症患者的使用，仅需吸入 2 ~ 5 次即可，吸入结束后立即进行肺通气显像。显像采集：每个体位采集（2 ~ 3）× 10^5 计数，其他条件与肺灌注显像相同。

四、适应证

（1）了解呼吸道通畅情况及肺部疾病对通气功能的影响。

（2）慢性阻塞性肺部疾病的诊断。

（3）与肺灌注显像联合应用诊断肺动脉栓塞。

（4）观察药物或手术治疗前后的局部肺通气功能，评价其疗效和预后。

（5）肺实质性疾病的诊断、疗效观察和预后评价。

（6）肺上皮细胞通透性检测。

五、图像分析

（一）正常图像分析

1. ^{133}Xe 通气显像

吸入相由于单次吸入 ^{133}Xe 量较少，双肺内的显像剂分布自上而下呈移行性增高，无局限性显像剂分布浓聚或缺损区，此期主要反映气道的通畅情况和肺各部的吸气功能。平衡相期由于反复吸入 ^{133}Xe 气体较多，双肺上下显像剂分布均匀一致，此期以反映肺各部容量变化为主。清除相，双肺内的显像剂分布逐渐减少，2 ~ 3 分钟后消失，该期主要反映双肺各部的呼气功能和气道的通畅情况。

2. 气溶胶吸入显像

正常气溶胶影像与肺灌注影像形状相近，双肺内的显像剂分布均匀，边缘略稀疏而且规则（图 11-3）。

与肺灌注显像不同之处，有时气溶胶残留在咽部或随吞咽进入消化道，使咽部或胃显影。显像时间延长时，可见双肾显影。此外，$^{99m}Tc-DTPA$ 颗粒 $>10\ \mu m$ 时，可堆积在较大支气管内使其显影。

（二）异常影像分析

肺通气显像的异常图像主要表现为：①局限性显像剂分布"热区"，多为气道狭窄时，流经该处的气溶胶颗粒形成涡流而沉积所致；②局限性显像剂分布缺损区，可表现为一侧肺不显影或一个肺叶及一个肺段显像剂分布缺损区，多数情况是由于各种肺内病变导致的气道完全性阻塞；③散在性显像剂分布稀疏区或缺损区，这是由小气道或肺泡内炎性病变浸润以及液体物质的充盈，使肺泡萎缩所致。

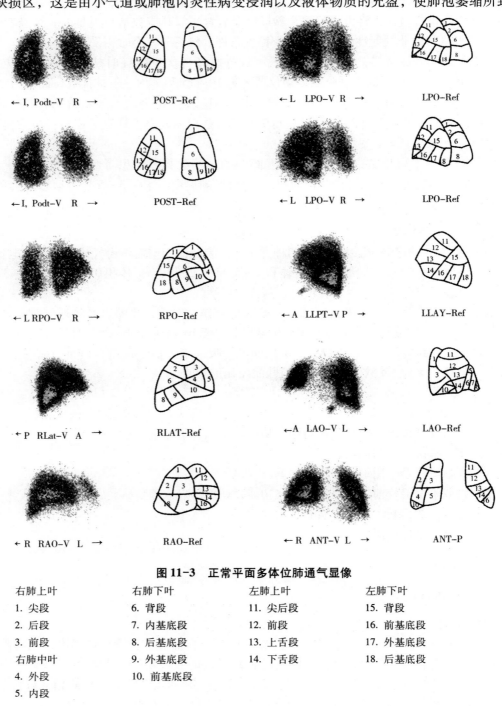

图 11-3　正常平面多体位肺通气显像

右肺上叶	右肺下叶	左肺上叶	左肺下叶
1. 尖段	6. 背段	11. 尖后段	15. 背段
2. 后段	7. 内基底段	12. 前段	16. 前基底段
3. 前段	8. 后基底段	13. 上舌段	17. 外基底段
右肺中叶	9. 外基底段	14. 下舌段	18. 后基底段
4. 外段	10. 前基底段		
5. 内段			

（王文闻）

第十二章

神经系统核医学诊断

第一节　脑血流灌注显像

一、原理与方法

（一）原理

分子量小、不带电荷且脂溶性高的脑显像剂静脉注射后能通过正常血－脑屏障进入脑细胞，随后在水解酶或脂解酶作用下转变为水溶性物质。它们不能反扩散出脑细胞，从而滞留在脑组织内。

（二）方法

静脉注射显像剂^{99m}Tc－ECD（^{99m}Tc－双胱乙脂）或^{99m}Tc－HMPAO（^{99m}Tc－六甲基丙烯胺肟）740～1 110 MBq（20～30 mCi）/1～2 mL，在静脉注射结束后10～15分钟开始显像，经过计算机重建后，可得到横断面、矢状面和冠状面的三维断层影像。

二、影像分析

（一）正常影像

大脑皮质、基底节、丘脑、脑干、小脑显像清晰，呈现放射性浓聚区，白质和脑室系统放射性明显低下，左右两侧基本对称。

生理基础：放射性分布与局部脑血流量（rCBF）成正比。放射性较高的部位表明局部脑血流量高，而放射性较低的部位则反之。如大脑白质主要是神经纤维，故放射性低于灰质。

（二）异常影像

1. 局部放射性减低或缺损

（1）病理生理：局部脑血流灌注减低。

（2）临床意义：常见于缺血性脑血管疾病、脑出血、脑脓肿、癫痫的发作间期、偏头痛和脑肿瘤等。

2. 局部放射性增高

（1）病理生理：局部脑血流灌注增高。

（2）临床意义：最常见的是癫痫发作期的致痫灶，也见于偏头痛的发作期和部分血供丰富的脑肿瘤等。

3. 交叉失联络

当一侧大脑皮质放射性分布降低或缺损时，对侧小脑或大脑放射性分布也减低，称为交叉失联络。

（1）病理生理：一侧大脑病变时，对侧小脑或大脑血流减低，可能为机体的一种自我保护机制，其原理正在研究之中。

（2）临床意义：多见于慢性脑血管疾病。

4. 白质区扩大和脑中线移位

表现为局部明显的放射性分布降低或缺损，白质区扩大，有时可出现中线结构移位。

（1）病理生理：局部病变引起周围组织缺血、水肿和受压。

（2）临床意义：常见于脑梗死、脑出血、脑肿瘤等，也见于白质和脑室病变。

5. 脑萎缩

表现为皮质变薄，放射性分布呈弥漫性稀疏、降低，脑室和白质相对扩大。

（1）病理生理：脑组织体积减小，可伴脑细胞数量减少。脑回变窄，脑沟、脑裂变深。

（2）临床意义：常见于脑萎缩症、各型痴呆和抑郁症晚期等。

三、临床应用

1. 短暂性脑缺血发作

短暂性脑缺血发作（TIA）是颈动脉或椎-基底动脉系统的短暂性血液供应不足所致，出现相应部位脑功能短暂丧失性发作。

TIA 起病突然，症状消失快。病变部位表现为不同程度的放射性减低或缺损区，阳性检出率高于 CT、MRI。脑血流灌注显像对 TIA 的早期诊断、治疗决策、疗效评价和预后判断方面具有明显价值。

2. 脑梗死

脑梗死是指局部脑组织包括神经细胞、胶质细胞和血管由于血液供应缺乏而发生的坏死。

脑梗死发病早期（48 小时内），脑血流灌注显像即可检出，灵敏度高于 CT、MRI，脑梗死区呈放射性减低或缺损区。

3. 癫痫

癫痫发作是脑部神经元过度放电而引起的脑功能短暂异常所致。

癫痫发作期病灶区的脑血流增加，病灶呈放射性浓聚区，而发作间期病灶区的脑血流低于正常，病灶呈放射性减低区，通过对比可定位癫痫病灶，为癫痫的诊疗提供科学依据（图 12-1）。

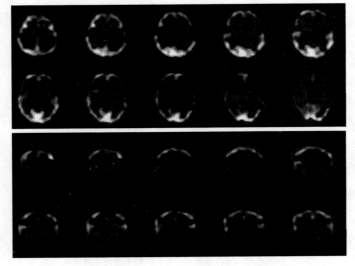

图 12-1　^{99m}Tc - ECD SPECT 脑断层显像
左侧颞叶血流灌注明显减低，临床诊断为癫痫

4. 阿尔茨海默病（AD）

阿尔茨海默病又名老年性痴呆，是一种弥漫性大脑萎缩性退行性疾病，病情发展缓慢，以痴呆、渐进性的记忆减退、言语困难和认知障碍为主要表现。

阿尔茨海默病的病理改变以大脑弥散性萎缩和神经细胞变性为主。阿尔茨海默病脑血流灌注显像的典型表现是双侧颞顶叶放射性对称性明显减低，一般不累及基底节和小脑（图 12-2）。而多发性脑梗死性痴呆（MD）表现为大脑皮质多发性散在分布的放射性减低区，常常累及基底核与小脑。因此，脑血流灌注显像还可用来鉴别诊断阿尔茨海默病和多发性脑梗死性痴呆。

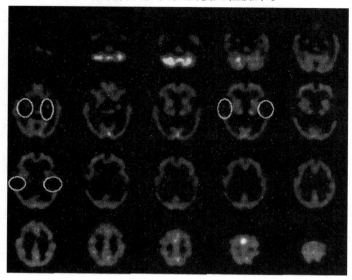

图 12-2　$^{99m}Tc-ECD\ SPECT$ 脑断层显像

双侧颞叶血流灌注对称性明显减低，临床诊断为 AD

5. 锥体外系疾病

帕金森病（PD）是由于黑质纹状体神经元变性脱失，导致多巴胺含量减少，临床表现为震颤、全身僵硬、运动减少和姿势性反射障碍等。

脑血流灌注显像可见基底节前部和皮层内局部放射性减低，两侧基底节的血流灌注可不对称，常可出现脑小动脉硬化、大脑皮质萎缩和小脑功能减退等变化。

多巴胺受体及多巴胺转运蛋白的 SPECT 显像可早期诊断 PD 患者。

6. 偏头痛

偏头痛是发作性神经-血管功能障碍如局部血管紧张度增加、动脉功能性狭窄及血管痉挛引起的头痛。

发病时脑血流灌注显像可见局部放射性增强，而 CT 和 MRI 多为阴性。临床症状消失后，局部脑血流量又可恢复正常。

7. 精神疾病

（1）精神分裂症：临床上表现为感知、思维、情感、行为等多方面的障碍和精神活动不协调。脑血流灌注显像最常见的表现是额叶局部血流灌注减低，也可有其他部位如颞叶、基底节的灌注减低。

（2）抑郁症：抑郁症常见症状有情绪低落、注意力不集中、记忆力减退及思维阻滞等。抑郁症患者脑血流灌注显像均显示不同程度的局部脑血流量降低，最常见的表现是额叶和颞叶局部脑血流量降低，也可表现为前额叶和边缘系统局部脑血流量降低。

（3）强迫症：强迫症是一种以强迫观念和强迫动作为特征的精神疾病。强迫症患者的脑血流灌注显像可见双侧基底节局部脑血流量下降。

8. 脑功能研究

脑血流量与脑的功能活动之间存在密切关系，因此应用脑血流灌注显像与各种生理刺激实验可研究人脑对不同生理刺激的反应与解剖学结构的关系。

（温鹏涛）

第二节　脑代谢显像

一、原理和方法

（一）脑葡萄糖代谢显像

葡萄糖几乎是脑组织的唯一能源物质。$^{18}F-FDG$ 是葡萄糖类似物，具有与葡萄糖相同的细胞转运及己糖激酶磷酸化过程，但转化为 $^{18}F-FDG-6-P$ 不再参与葡萄糖的进一步代谢而滞留在脑细胞内。检查方法为受检者禁食 4 小时以上，静脉注射 $^{18}F-FDG$ 185 ~ 370MBq（5 ~ 10 mCi）后 45 ~ 60 分钟，进行 PET 或 PET/CT 显像。利用计算机后处理技术可得到大脑各部位局部脑葡萄糖代谢率（LCMRGlu）和全脑葡萄糖代谢率（CMRGlu）。

（二）脑氧代谢显像

吸入 $^{15}O_2$ 后即刻行脑 PET 显像，可得到脑氧代谢率（$CMRO_2$）、氧摄取分数（OEF）等反映脑组织氧利用的参数。

（三）脑蛋白质代谢显像

脑蛋白质代谢显像主要反映脑内 DNA 代谢合成的情况，临床最常用的显像剂是 $^{11}C-MET$（$^{11}C-$甲基–L–蛋氨酸）。该显像剂易穿透血脑屏障而进入脑组织，通过 PET 显像可获得显像剂在脑内分布的断层影像，利用生理数学模型即可获得脑内氨基酸摄取和蛋白质合成的功能及代谢参数。

二、影像分析

正常与异常的脑代谢影像与脑血流灌注影像相近（图 12-3）。

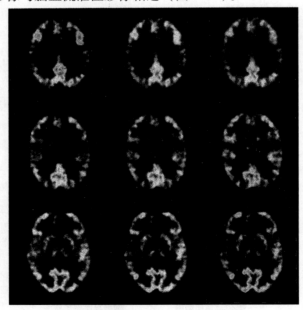

图 12-3　正常脑 $^{18}F-FDG$ PET 图像

三、临床应用

（一）癫痫灶的定位诊断

癫痫发作期病变部位的能量代谢增高，发作间期则减低，脑葡萄糖代谢显像可见癫痫发作期病灶部位呈异常放射性浓聚，发作间期呈放射性稀疏区。本法对癫痫灶的定位准确度较高，明显优于 CT

和 MRI。

（二）阿尔茨海默病的诊断和病情估测

阿尔茨海默病最典型的表现是以顶叶和后颞叶为主的双侧大脑皮质葡萄糖代谢减低，基底核受累不明显。脑葡萄糖代谢显像还可用于评估痴呆严重程度和预后。

（三）脑肿瘤

肿瘤的葡萄糖代谢活跃程度与肿瘤的恶性程度有关，恶性程度越高，代谢活性也越高。脑葡萄糖代谢显像对于各种抗肿瘤治疗后的疗效评价和预后判断也有较大的应用价值。脑瘤手术或放疗后坏死区呈放射性缺损，可与肿瘤复发部位呈异常葡萄糖浓聚灶相鉴别（图 12-4）。

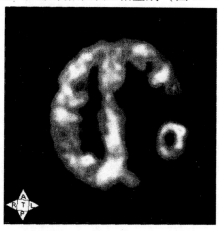

图 12-4 ^{18}F – FDG PET 显像

左侧顶叶转移瘤并中间坏死，病变部位^{18}F – FDG 代谢异常增高，
中间呈^{18}F – FDG 代谢缺损，临床诊断为脑转移瘤

（四）锥体外系疾病诊断

帕金森病（PD）患者早期纹状体 LCMRGlu 就可有中等程度降低。随着病情加重，可逐渐发展为全脑 CMRGlu 降低。

（孔德姣）

第十三章

内分泌系统核医学诊断

第一节　甲状旁腺显像

一、原理

^{201}Tl 及 ^{99m}Tc – MIBI 能被功能亢进的甲状旁腺组织摄取，同时也被甲状腺组织摄取，其从甲状腺清除要快于甲状旁腺。^{99m}TcO$_4^-$ 仅能被甲状腺组织摄取（甲状旁腺组织不能摄取）。因此用^{201}Tl 或^{99m}Tc – MIBI 显像与^{99m}TcO$_4^-$ 进行两次显像后，通过减影技术（减去正常甲状腺影像）或延迟显像可突出甲状旁腺的病灶影像（图 13-1）。

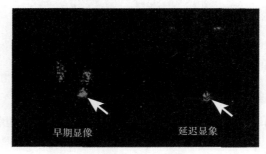

图 13-1　甲状旁腺腺瘤影像表现

目前国内应用较多的是方法较简单的^{99m}Tc – MIBI 双时相法：早期显像和延迟显像，比较两次影像的变化可以分析得到甲状旁腺的影像。

二、正常影像

正常甲状旁腺由于体积较小，摄取的显像剂很少，一般不能显示。本显像只能得到功能亢进的甲状旁腺影像。

三、临床应用

1. 甲状旁腺腺瘤的诊断和定位

当原发性甲旁亢时才显像，阳性率为 70% ~ 80%；腺体 < 300 mg 肯定不能被发现；腺体 < 500 mg 常不能被发现；500 ~ 1 000 mg 的阳性率为 70% ~ 80%；腺体 > 1 500 mg 的阳性率为 100%。

2. 甲状旁腺功能亢进的诊断和病灶定位

原发性甲状旁腺功能亢进以甲状旁腺腺瘤为多见（80% ~ 90%），腺体增生肥大仅占 15%，腺癌较少见（1% ~ 4%）。手术切除是治疗原发性甲状旁腺功能亢进的唯一有效方法。因甲状旁腺位置变异很大，故术前定位极为重要。

3. 异位甲状旁腺的诊断

约有 10% 的人群有甲状旁腺异位，大多位于纵隔。故对于疑有甲状旁腺异位者，应加做胸部前位和后位图像。

4. ^{201}Tl 或 ^{99m}Tc – MIBI

可被多种恶性肿瘤组织选择性摄取，甲状腺腺瘤、甲状腺癌和慢性甲状腺炎等病灶可出现假阳性。分析时应排除胸部疾患尤其是恶性肿瘤及转移病灶所引起的局部放射性浓聚。

（韩　霞）

第二节　肾上腺显像

肾上腺显像包括肾上腺皮质显像和肾上腺髓质显像。

一、肾上腺皮质显像

肾上腺皮质显像的原理是利用放射性碘标记的胆固醇能被肾上腺皮质细胞摄取，被摄取的量和速度与皮质功能成正相关，并参与激素的合成，利用显像仪可以获得皮质的位置、形态和大小的影像，还能够反映皮质的功能。并可应用地塞米松抑制试验鉴别肾上腺皮质增生和腺瘤。注射显像剂后第 3 天开始对肾上腺显影，第 5~9 天影像清晰。肾上腺位于肋脊角水平稍上方，右侧肾上腺位置常高于左侧。右侧肾上腺多呈圆形或锥形，左侧肾上腺多呈椭圆形或半月形。右侧肾上腺多较左侧浓。主要临床应用为：①各种肾上腺功能亢进性疾病的病因诊断和疗效观察；②寻找肾上腺皮质腺癌转移灶；③异位肾上腺的诊断。

二、肾上腺髓质显像

肾上腺髓质显像原理是应用放射性碘标记间位碘代苄胍（MIBG），MIBG 类似于去甲肾上腺素，能与肾上腺素能受体结合，使肾上腺髓质及其他富含肾上腺素能受体的组织和器官（如心肌、脾脏、腮腺等）显影。正常肾上腺髓质多不显影，只有 10%~20% 的肾上腺髓质在 48~72 小时显像时显影，且影像小而模糊。心肌、脾脏、腮腺常显影，肝脏、肾脏及膀胱影像较浓。主要临床应用为：①嗜铬细胞瘤的定位诊断；②恶性嗜铬细胞瘤转移灶的诊断（图 13-2）；③交感神经母细胞瘤和交感神经节细胞瘤及其转移灶的诊断。

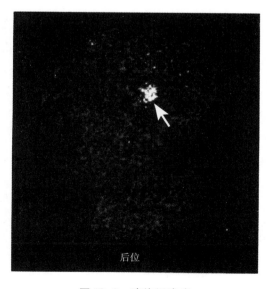

后位

图 13-2　嗜铬细胞瘤

（郭宏燕）

参考文献

[1]韩萍，于春水．医学影像诊断学[M].4版．北京：人民卫生出版社，2017.

[2]韦伯，穆勒，耐迪．高分辨率胸部 CT[M].潘纪成，胡荣剑，译．北京：中国科学技术出版社，2017.

[3]曹厚德，詹松华．现代医学影像技术学[M].上海：上海科学技术出版社，2016.

[4]郭佑民，陈起航，王玮．呼吸系统影像学[M].2版．上海：上海科学技术出版社，2016.

[5]金征宇，龚启勇．医学影像学[M].3版．北京：人民卫生出版社，2015.

[6]李真林，倪红艳．中华医学影像技术学·MR 成像技术卷[M].北京：人民卫生出版社，2017.

[7]席尔瓦．胸部影像学[M].史景云，费苛，孙鹏飞，译．上海：上海科学技术出版社，2015.

[8]张嵩．肺部疾病临床与影像解析[M].北京：科学出版社，2018.

[9]安锐，黄钢．核医学[M].3版．北京：人民卫生出版社，2015.

[10]冯晓源．现代影像学[M].上海：复旦大学出版社，2016.

[11]陈克敏，陆勇．骨与关节影像学[M].上海：上海科学技术出版社，2015.

[12]王振常，郭启勇．中华临床医学影像学：头颈分册[M].北京：北京大学医学出版社，2016.

[13]陈方满．放射影像诊断学[M].合肥：中国科学技术大学出版社，2015.

[14]田家玮，姜玉新．临床超声诊断学[M].2版．北京：人民卫生出版社，2016.

[15]余建明．实用医学影像技术[M].北京：人民卫生出版社，2015.

[16]中国医师协会超声医师分会．中国超声造影临床应用指南[M].北京：人民卫生出版社，2017.

[17]龚渭冰，李颖嘉，李学应．超声诊断学[M].3版．北京：科学出版社，2016.

[18]郭万学．超声医学[M].北京：人民军医出版社，2015.

[19]白人驹，张雪林．医学影像诊断学[M].3版．北京：人民卫生出版社，2014.

[20]高波．急症影像诊断流程[M].北京：人民卫生出版社，2017.